血液が**グン!**ときれいになる

大豆缶 魚缶 トマト缶レシピ

河出書房新社

健康を支える大事なライフライン、血管。

血管が老化し、血液が汚れ、血管年齢が実年齢を超えると

脳梗塞や心筋梗塞、脳出血などの

重大な病気にかかるリスクが高まります。

でも、大丈夫！

血管と血液は新陳代謝して生まれ変わります。

これを強力に援護するのは食生活の改善。

血液サラサラの名医がおすすめしているのが

大豆缶、魚缶、トマト缶！

3つの缶詰にギュッと詰まった「血管サポートパワー」成分の

大豆レシチン、イソフラボン、DHA、EPA、リコピンによって

血管は復活します！

まずは、自分の血管年齢を知りましょう。

そして、3つの缶詰のおいしいレシピを

毎日おいしく手軽に作って食べて、

体の中からいつまでも健やかに暮らしましょう！

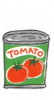

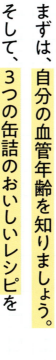

もくじ

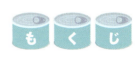

- 8 自分の血管年齢、知っていますか?
- 10 「血管年齢」と関連する不調と病気
- 12 あなたの血管年齢チェックシート あなたの血管年齢 診断結果
- 16 動脈硬化をしっかり検査するなら
- 18 3つの缶詰 血管サポートのパワー
- 22 この本で使っている缶詰

Part 1
3種の缶詰が大活躍!
ヘルシーおかずレシピ

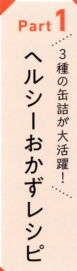

- 24 大豆しそ巻きつくね
- 26 さばと大豆のオーブン焼き
- 28 大豆とあさりのかき揚げ
- 30 大豆とツナのポテサラ風
- 32 大豆と卵のコロッケ
- 34 大豆とはんぺんの春巻き
- 36 大豆と高菜と卵の炒め物
- 38 鶏肉入り五目豆
- 39 大豆と豚肉の中華煮込み
- 40 大豆とひき肉のトマトチーズ焼き
- 41 トマト肉じゃが
- 42 トマト麻婆豆腐
- 43 さばのピーマン詰め
- 44 さばの立田揚げ
- 45 さばと豆もやしのピリ辛あえ
- 46 さばのお焼き
- 47 さばのサモサ
- 48 鮭のマスタードディップ
- 49 鮭じゃがバターしょうゆ味

Part 2 毎日食べたいから 大豆缶の作りおきレシピ

- 50 鮭缶のチャンプルー
- 51 鮭缶のスンドゥブ
- 52 鮭缶のスパニッシュオムレツ
- 54 小魚大豆
- 56 大豆とこんにゃくとひき肉のピリ辛炒め
- 58 大豆のフムス風
- 60 かぼちゃと大豆のサブジ
- 62 黒酢玉ねぎ大豆
- 64 大豆入りにんじんのラペ
- 66 カリフラワーと大豆のマリネ
- 67 田舎風煮豆

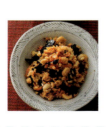

Part 3 缶詰パカッですぐできる 超スピードレシピ

- 68 大豆とれんこんのゆかりしょうゆ漬け
- 69 大豆ピクルス
- 70 ごぼうと大豆のみそ炒め
- 72 キムチ大豆 ごま大豆
- 74 大豆のピリ辛炒め
- 75 大豆のチーズ炒め
- 76 大豆の青海苔炒め
- 77 大豆のスパイスソテー
- 78 大豆のねばねばあえ
- 79 梅おかか大豆
- 80 さば缶なめろう

もくじ

- 81 さばの刻みとろろ
- 82 さばのメキシカン
- 83 アボカドのトマトチーズ焼き
- 84 チーズ焼きさば
- 85 さばとモッツァレラのサラダ
- 86 鮭のチーズパテ
- 87 鮭と卵のからしマヨ
- 88 鮭のおろしきゅうりがけ
- 89 鮭の酢みそだれ
- 90 レンチントマトチキン

Part 4
缶詰だから一皿でバランスよし
ごはん・パン・麺レシピ

- 92 大豆と昆布の混ぜごはん

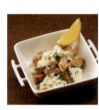

- 94 豆乳リゾット
- 96 大豆と桜エビのチャーハン
- 98 大豆とトマトの炊き込みピラフ
- 99 韓国風おからうどんチゲ
- 100 大豆のヨーグルトカレー
- 101 鮭とキャベツの炊き込みごはん
- 102 サーモンとチーズのタルティーヌ
- 103 さばのスパイシーカレー
- 104 さばのたぬきうどん
- 105 さばの卵とじそば
- 106 さばのペペロンチーノ
- 107 トマトとツナのリゾット
- 108 絶品トマトパスタ
- 109 サーモンカルボナーラ
- 110 鮭のみそバターラーメン

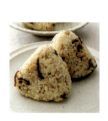

Part 5 缶汁のうまみがいきる スープレシピ

111 さばのねぎラーメン
112 さばの和風スープパスタ
113 さばのだし茶漬け
114 さばのしょうゆ焼きそば
115 さばとおしんこの混ぜずし
116 さば缶と玄米のサラダ

118 大豆ミネストローネ
120 大豆と鮭缶の粕汁
122 大豆と長ねぎのスープ
123 呉汁
124 さば缶の冷や汁風
125 冷製トマトスープ
126 大豆ポタージュ
127 鮭缶とキャベツの豆乳スープ

この本では

・レシピの分量は、大さじは15㎖、小さじは5㎖、1合は180㎖です。

・加熱時間や火加減は、調理器具などによって変わるので、目安としてください。

・電子レンジの加熱時間は600Wの場合です。500Wの場合は1.2倍の時間にしてください。

・大豆缶をつぶすときは、ポリ袋に入れてつぶすか、すり鉢でつぶしてください。なめらかにつぶすときはフードプロセッサー、ミキサーなどを使ってください。

血液サラサラ博士
Dr.栗原に聞きました

自分の血管年齢、知っていますか？血管年齢が実年齢より高いと「**血液が汚れて血管が老化している**」可能性があります！

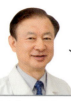

血液をきれいにすれば血管年齢も改善されます

栗原 毅先生
医学博士。栗原クリニック東京・日本橋 院長。肝臓の名医、薬に頼らない予防医療も重視し、患者への食事指導にも定評がある。

血管の老化とは……

血管が硬くボコボコになっている

正常な血管

プラークが沈着
プラーク　コレステロール

血栓による血管閉塞
血栓

動脈硬化が進んでプラークができた血管。血管が狭くなって血流が悪くなっており、プラークが破裂すると血栓になって血管が詰まり、重大な病気につながる。

※プラークとは、動脈の内膜に血液中の悪玉コレステロール（LDLコレステロール）などが入り込んでドロドロの粥状物質となり蓄積したもの。

汚れた血液とは……

血液がドロドロで粘っている

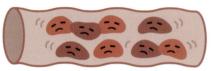

ストレス過多の　　「ベタベタ血液」
血糖値が高い　　　「ネバネバ血液」
中性脂肪が高い　　「ザラザラ血液」

血管が硬くボコボコになっている

若い血管はしなやかで血液が勢いよく流れるが……

血管の老化は、加齢による肌の老化（傷ついたり、たるんでシワができたりする）と同じように、動脈硬化となり、進行すると心筋梗塞、脳梗塞、脳出血、大動脈瘤、腎硬化症、心筋梗塞などのリスクが高まります。

に加え、危険因子が重なると血管の老化が進んでしなやかさ、やわらかさを失い、硬くなること。こうした加齢による老化は、40代くらいから起こり始めます。さらに加齢

重症化の危険因子

- **脂質異常症** 中性脂肪とLDLコレステロールの数値が高く、善玉コレステロールが少ない状態。
- **高血圧** 高い血圧が血管にダメージを与え続け、プラークができやすくなる。
- **高血糖、糖尿病** 血中の糖が高いと血管にダメージを与え続け、プラークができやすくなる。
- **生活習慣** 喫煙、運動不足、過度の飲酒。複数が重なると、さらにリスクが高くなる。
- **ストレス過多** ストレスによる血圧の急上昇、活性酸素の増加などが、血管にダメージを与える。
- **内臓脂肪型肥満** 内臓脂肪の増加が血中LDLコレステロールと中性脂肪を増加させる。

血液がドロドロで粘っている

きれいな血液はサラサラで酸素や栄養素をスムーズに運ぶが……

血液がドロドロに粘って汚れる原因は4つ。血中の糖や中性脂肪が高すぎること、ストレス過多、口腔内の悪玉菌。これらの原因によって、血液がネバネバ、ベタベタ、ザラザラになると、血中の赤

血球や白血球が変性してくっつき合い、血行が悪化して慢性不調、病気の原因になり、動脈硬化を引き起こします。つまり、汚れた血液は血管の老化と助長し合って血管年齢を上げます。

血液が汚れる原因と特徴

- **血中の糖が高い** 高血糖は赤血球を不良化して血液の粘度を増し、ドロドロにする。
- **血中の中性脂肪が高い** 中性脂肪が高いと血小板をくっつけてザラメのような状態にする。
- **ストレス過多** ストレスによって血管が収縮し、白血球がベタベタとくっつき合い、活性酸素に攻撃されやすくなる。
- **口腔内の悪玉菌** 悪玉菌（歯周病菌）は、血管に入り込んで高血糖のリスクになる。

「血管年齢」と関連する不調と病気

こんな「不調、悩み」ありませんか？
もしかしたら血管年齢が高いせいかも……

・若い頃より太りやすくなった。内臓脂肪が心配。
・肌のたるみ、シワ、くすみが気になる。
・髪が薄くなって伸びない。パサパサしている。
・爪が乾燥する。若い頃より伸びなくなった。
・むくみやすくなった。
・肩こり、手足のだるさが気になる。
・冷えが気になる。寒がりになった。

血管年齢の改善をしないでいると……

老化した血管と汚れた血液を放置すれば動脈硬化になり、これが進んでしまうと次ページのような「重大な病気」になる可能性が。

血管年齢を改善すれば……

内臓脂肪がつきにくくなる
血流がよくなると全身の機能が上がり、内臓や筋肉の働きを活性化する。

肌・髪・爪の状態がよくなる
毛細血管の血流が改善すると、ターンオーバー（肌・髪・爪が生まれ変わる周期）が良好になる。

肩こり・むくみ・冷えが改善
血流の改善により、疲労物質の排出、リンパ液の流れがスムーズになり、毛細血管から全身に酸素が行き渡るようになる。

血管年齢が原因になる病気はみんな関連し合っています

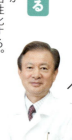

心臓の動脈で起こる病気

狭心症 心臓を取りまく冠動脈に動脈硬化が起こると、血流が滞って十分な酸素が送れなくなり、強い痛みを生じる。心筋梗塞につながる場合も。

心筋梗塞 冠動脈の動脈硬化が進んで血栓ができ、血流が止まって心筋が壊死してしまう。時間とともに壊死が広がるので、早急に医療機関を受診する。

脳の動脈で起こる病気

脳梗塞 太い動脈で起こる「アテローム血栓性脳梗塞」、心臓病が原因の「心原性脳塞栓症」、高血圧が原因の「ラクナ梗塞」がある。「物が二重に見える」「顔の片側がゆがむ」「ろれつが回らなくなる」「手足がしびれる」などの予兆があれば、早急に医療機関を受診する。

脳出血 高血圧と動脈硬化によって脳内の血管が破れて出血する。小さな血管の場合は脳出血、大きな血管にできた瘤（脳動脈瘤）が破裂すると、くも膜下出血という。

大動脈で起こる病気

大動脈瘤 大動脈は、心臓から最初に血液が送られる人体の中で最も太い血管。これにできる瘤が大動脈瘤で、破裂すると胸やお腹の中に大量に出血し、死に至ることも。

大動脈解離 大動脈は内膜、中膜、外膜の3層からなり、中膜がなんらかの原因で裂け、大動脈の壁であった部分に血液が流れ込み、大動脈内に2つの通り道ができた状態。症状は、胸や背中の突然の激痛で、早急に医療機関を受診する。

動脈硬化と関係が深い病気

脂質異常症・脂肪肝 脂質異常症（P9）は、糖尿病などの病気、過食、運動不足などによって起こり、動脈硬化の原因になる。脂肪肝は、肥満、糖質やアルコールの摂りすぎ、運動不足などによって肝臓に中性脂肪が蓄積する病気。この中性脂肪が血流にのって全身に運ばれ、動脈硬化の原因に。

内臓脂肪型肥満 内臓脂肪の増加は、血中のLDLコレステロールや中性脂肪を増やし、動脈硬化の原因になる。また、高血圧や高血糖の原因にもなり、動脈硬化を悪化させる。

高血圧 動脈硬化によって血管が狭くなると血圧が高くなる。高血圧が長く続くと血管はいつも張りつめた状態におかれ、さらに厚く硬くなって動脈硬化が悪化するという悪循環に。

糖尿病 そもそも高血糖は動脈硬化のリスク。さらに、糖尿病は高血圧や脂質異常症などを併発するため、動脈硬化が進みやすい。

そのほかの病気

認知症 血流が悪化すると脳に老廃物が蓄積し、認知症の原因といわれているアミロイドβも溜まる。

免疫力低下 血流が悪化すると体温調節が乱れ、リンパ球の働きがダウンする。

腎臓の動脈で起こる病気

腎硬化症・慢性腎臓病 腎臓内で血液をろ過する糸球体の毛細血管が動脈硬化になる病気。重症化すると慢性腎臓病になる。自覚症状はないが、すでにあちこちで動脈硬化が進んでいると推定される。

足の動脈で起こる病気

末梢動脈疾患（閉塞性動脈硬化症） 末梢動脈は足や腕などに血液を送っている動脈。ここが動脈硬化になると、足がしびれる、黒っぽい、冷たいなどの症状があり、重症化すると壊死を起こす。心筋梗塞や脳梗塞を合併することも。

次ページのチェックシートへ

こんな病気にならないためにまずは自分の血管年齢を知ろう！

あなたの血管年齢チェックシート

**あてはまる項目に
チェックを入れましょう**

食生活

- ☐ 朝食はたいてい食べない
- ☐ 好物は揚げ物や肉料理が多い
- ☐ 青魚（さば、いわしなど）はあまり食べない
- ☐ 野菜の煮物やおひたしはあまり食べない
- ☐ 間食に甘いものを食べることが多い
- ☐ 果物はほぼ毎日食べている
- ☐ 飲み会、晩酌で酒を飲む機会が多い
- ☐ どちらかといえば早食いである
- ☐ 缶コーヒーやジュースを毎日飲んでいる
- ☐ 定食より、丼ものや一品ものを選びがち
- ☐ ランチに麺類を食べることが多い
- ☐ ラーメンの汁を飲み干してしまう
- ☐ お腹いっぱいになるまで食べてしまう
- ☐ 味が濃くないと、満足できない
- ☐ 夕食から寝るまでは2時間未満である

女性の悩み
（女性のみ回答）

- ☐ 更年期症状がつらいと感じる
- ☐ 動悸、息切れがある
- ☐ 肌荒れや切れ毛、枝毛が気になる
- ☐ 冬だけでなく、夏も冷えを感じる
- ☐ 低血圧の症状が気になる

肥満度
（男性のみ回答）

- ☐ 5年前より5kg以上は太った
- ☐ お腹がぽっこり出ている
- ☐ 食べる量は変わらないのに太る
- ☐ BMIが25以上である
- ☐ お腹回りが85cm以上ある

生活習慣

- ☐ 睡眠時間はだいたい6時間以下である
- ☐ 休日の午前中は寝ていることが多い
- ☐ 運動は1週間に2日以下である
- ☐ 移動に車を使いがち、歩くことは少ない
- ☐ 階段よりエレベーター、エスカレーターを使う
- ☐ 特に趣味はなく、休日はダラダラしている
- ☐ 3年以内に健康診断を受けていない
- ☐ タバコを1日5本以上吸う
- ☐ 寝る直前までスマホが手放せない
- ☐ 風呂の温度は熱め（40℃以上）が好き
- ☐ 深夜まで仕事をしていることが多い
- ☐ 仕事は座りっぱなしの時間が長い
- ☐ 歯磨きは毎回1分くらいですます
- ☐ 気がつくと口呼吸をしている
- ☐ 家族（血縁）に脳出血、脳梗塞経験者がいる

ストレス

- ☐ 職場の人間関係がよくなくて気にしている
- ☐ 休日でも気がつくと仕事のことを考えている
- ☐ ストレスの発散方法がわからない
- ☐ マッサージに行くが、効果を感じない
- ☐ 3日以内にイライラしたことがある
- ☐ 朝が苦手でなかなか起きられない
- ☐ いろいろなことに集中力が続かない
- ☐ 疲れていてもなかなか寝つけない
- ☐ 愚痴を聞いてくれる相手がいない
- ☐ 人の顔色をうかがってしまいがち
- ☐ 仕事をマイペースで進めることができない
- ☐ 家庭内に自分の居場所がないと感じる
- ☐ 仕事場で自分の意見があまり通らないと思う
- ☐ 仕事にやりがいを感じられない
- ☐ 以前は好きだったものに興味がわかない

チェックが終わったら次ページで診断結果を確認しましょう

あなたの血管年齢　診断結果

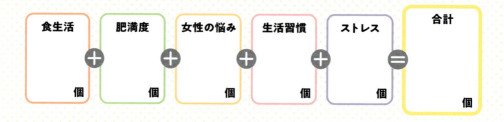

食生活 個 ＋ 肥満度 個 ＋ 女性の悩み 個 ＋ 生活習慣 個 ＋ ストレス 個 ＝ 合計 個

チェック数　0〜10個

実年齢 ＋0歳

好成績だからと安心するのは禁物。高血圧の予防を心がけてください

血管年齢が実年齢相当。血管はしなやかで血液サラサラと推察できますが、安心してはダメ。食生活や生活習慣が乱れストレスが溜まると、高血圧や血液ドロドロを招くので注意して。定期健診は忘れずに受診しましょう。

チェック数　11〜20個

実年齢 ＋10歳

血管の老化が始まっているかも。まずは脂肪肝に気をつけて

食生活の乱れ、肥満が気になる場合は、脂肪肝の可能性が。脂肪肝は、あらゆる生活習慣病の入り口になるのでとてもリスキー。糖質や脂質、塩分の高い食事を改め、続けられる運動を取り入れて体重を減らす努力をしましょう。

チェック数　21 〜 30個

実年齢

+15
歳

**動脈硬化が進んでいる可能性が。
症状が出る前に受診しましょう**

血管にコレステロールが溜まり始めており、動脈硬化の可能性が。放っておくと血液の巡りが悪化し、狭心症を発症することも。息切れ、動悸、心臓の痛みなどの症状がまだなくても、一度医師に相談することをおすすめします。

チェック数　31 〜 40個

実年齢

+20
歳

**心筋梗塞などを未然に防ぐため、
今すぐ食や生活習慣を見直して！**

食生活や生活習慣、ストレスなどのすべてが血管に悪影響を及ぼしていると推察されます。放置すると心筋梗塞などを突然発症する危険があるので、チェックが入った項目を改めるとともに、早めに専門医を受診してください。

チェック数　41 〜 50個

実年齢

+30
歳

**脳梗塞などの致命的な病気を
防ぐために今すぐ行動して**

動脈硬化の悪化が心配です。血管がボコボコになっていると血栓ができやすく、脳梗塞や脳出血、心筋梗塞の危険が増します。これらの病気は死亡や麻痺などの可能性もあるので、生活を根本から見直し、早めに専門医を受診してください。

動脈硬化を
しっかり検査するなら

血管年齢の診断結果がよくない、健診の数値も心配……。
それなら詳しい検査を受けることをおすすめします

> 血液と血管の状態は一般の健診ではわかりません

健診でこんな結果が出たら要注意

1. 中性脂肪　300mg／dL 以上
2. HDLコレステロール　40mg／dL 以下
3. HbA1c値　7％以上

↓

**超悪玉コレステロールが
血液中に増加しているかも！
動脈硬化の真犯人です**

動脈硬化の原因は超悪玉コレステロール

従来、悪玉コレステロールはLDLコレステロールを指していましたが、もっと危険なコレステロールの存在が明らかになっています。それは「小型LDLコレステロール」。これは超悪玉コレステロールともいわれています。

小型LDLは、LDLより粒子が小さいために血管壁に入り込みやすく、血中に長くとどまって排出されにくく、酸化しやすい。これが動脈硬化を悪化させる原因のひとつは、中性脂肪。血中や内臓に中性脂肪が多いと、HDL（いわゆる善玉コレステロール）を減らし、小型LDLを増やします。さらに、高血圧、肥満、糖尿病（高血糖）も小型LDL増加の原因となります。

しかし、一般の健診では小型LDL、血管の老化度合いは検査しません。チェックシートで血管年齢に問題があった場合は、次ページのような検査を受けてみることをおすすめします。

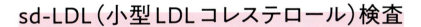

超悪玉コレステロールの有無や量、血管の老化の度合いが詳しくわかる検査

sd-LDL（小型LDLコレステロール）検査

超悪玉コレステロールであるsd-LDLの有無、量を知ることができる検査。以前は特殊な分析装置が必要だったが、2021年に測定試薬が承認されて検査を行う医療機関が増えた。一般の検査でLDL値が高くてもsd-LDLは高くないケース、逆にLDL値が低くてもsd-LDLが高いケースもあるので、LDL値だけチェックしても動脈硬化の可能性を見落としてしまうが、この検査をすればsd-LDLの数値がはっきりわかる。

頸動脈エコー

首に超音波を当て、頸動脈の状態を見る検査。頸動脈は脳に血液を送る血管で、ここの血管壁の厚さ、プラークの大きさや形状、内部の硬さなどを観察することで、全身の動脈硬化を評価する。この結果から、狭心症や心筋梗塞、脳梗塞、大動脈解離などが発症する危険度を推測することができる。

ABI検査、PWV検査

ABI検査は、足首と上腕部の血圧を比較することで、動脈硬化の程度を数値として表す検査。この検査を行うことにより、下肢動脈の詰まり具合の程度を評価し、動脈硬化の診断や、高血圧、糖尿病、高脂血症などの管理に役立てる。

PWV検査は血管の硬さを調べる検査で、脈波伝播速度検査ともいう。心臓の拍動（脈波）がどのくらいの速さで足首まで伝わるかを測定する。やわらかい血管では脈がゆっくりと伝わり、動脈硬化が進んだ血管では脈が速く伝わるので、動脈硬化が評価できる。

大豆缶、魚缶、トマト缶には血液をきれいにする成分が1缶にたっぷり！血管も若返ります

3つの缶詰 血管サポートのパワー

> 3つの缶詰を活用すれば、手軽に、効率よく毎日の食生活改善ができますよ

3つの缶詰メリット①　低糖質、低塩分だから安心

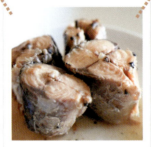

大豆、魚、トマト缶はすべて水煮缶なので、糖質が少なく、塩分も低い（P.22参照）。糖質と塩分の摂りすぎの心配がない。

3つの缶詰メリット②　長期保存可能で買いおきができる

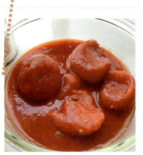

買いおきしておけば、忙しいときでもサッと食べられ、朝食や夜食にも取り入れやすい。長期保存しても劣化しないのもうれしい。

3つの缶詰メリット③　水煮缶だからアレンジは自由自在

シンプルな缶詰だから、和洋中どんなアレンジも可能。煮物、炒め物など調理法を変えれば、長く飽きずに食べられる。

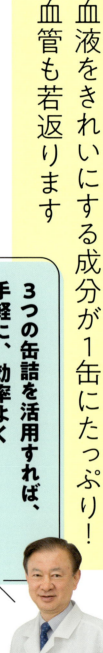

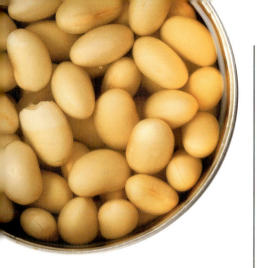

大豆缶

ゆでる手間不要で時短&ラクチン

大豆は、高タンパク、低糖質、食物繊維豊富で、中高年の健康維持に役立つ食材。それに加え、血管年齢の改善に役立つ成分が明らかになってきている。

大豆レシチンがLDLを減らし、血流を改善する

大豆レシチンの乳化作用により、LDLコレステロールを血液中の水分と乳化させて血管壁に溜まるのを防ぐ。さらに、レシチンは善玉のHDLコレステロールを増やす。これらの作用によって血液がサラサラになり、血流が改善される。

大豆ペプチドとイソフラボンが高血圧を改善し、血管壁を守る

大豆ペプチドは、血圧上昇に関与する酵素の働きを阻害することで、高血圧の改善や予防に役立つ。また、大豆イソフラボンは、血管を拡張させる一酸化窒素（NO）を増やすことで血圧低下に働き、高血圧によって血管壁が厚くなるのを抑制する。

大豆タンパク質が脂肪肝、動脈硬化、肥満を改善

大豆タンパク質のグリシニン、βコングリシニンは、血中のコレステロール、中性脂肪を減らし、脂肪肝や動脈硬化の予防に働く。また、βコングリシニンは、血糖値低下や体重増加の抑制、中性脂肪の吸収を阻害する働きも知られており、肥満や糖尿病改善に役立つことが期待されている。

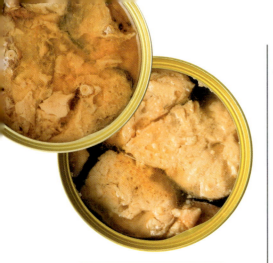

魚缶（さば、鮭）

骨も食べられるからカルシウム満点

さば缶、鮭缶は、高タンパク質、低糖質な食材で、ビタミンとミネラルが豊富。さらに、オメガ3脂肪酸やアスタキサンチンなどの成分は血管の老化予防に働く。

DHA、EPA は中性脂肪と LDL を減らす

DHA、EPA は、肝臓で中性脂肪が増えるのを抑制し、同時に脂肪の分解にも働く。これによって脂肪肝を改善し、肝臓から血液中に出ていく中性脂肪を減らす。また、血中の LDL コレステロールを減らして HDL コレステロールを増やす働きもある。

アスタキサンチンが LDL の酸化を防ぐ

鮭の色素（魚肉のピンク色）であるアスタキサンチンは、高い抗酸化力で活性酸素を消去し、体の老化予防に働く。そのひとつが血中脂質の改善で、LDL コレステロールが酸化して血管壁に入り込むのを防ぐ。また、HDL コレステロールを増やす働きも期待されている。さらに、脳の血管にダイレクトに作用して、脳梗塞や脳出血の原因となる高血圧を改善するとの報告もある。

DHA、EPA は血管と脳の老化を防ぐ

さば、鮭に豊富なオメガ3脂肪酸の DHA、EPA は、血管の細胞に入って血管壁をやわらかく保ち、血液中の赤血球の柔軟性も高める。これにより血管の老化を防ぎ、血流をよくする。また、DHA は脳の構成成分でもあり、脳をイキイキと若返らせて認知症発症リスクを低減し、ガン患者やサバイバーの不安軽減にも役立つ。

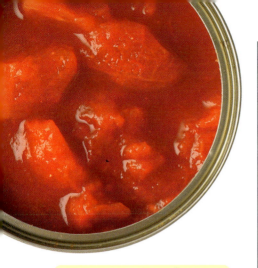

トマト缶

大豆缶、魚缶と料理して食べよう

トマト水煮缶の原料は完熟の赤系トマトで、生食用トマトよりリコピンが豊富。製造過程で加熱されているので吸収効率もよい。

リコピンが糖尿病の改善を助ける

リコピンの抗酸化作用は、インスリンの働きを促して血糖値上昇を抑制する。また、リコピンには抗炎症作用もあり、慢性炎症によって阻害されたインスリンの働きを正常にし、血糖値を下げる。体内の慢性炎症は糖尿病だけでなく、血管が原因の病気や腎臓病、ガンなどの原因ともされ、これらの病気の改善サポートも期待されている。

βカロテンが動脈硬化を予防する

βカロテンは、体内でビタミンAとなって働くトマトの色素成分。リコピンと同様に高い抗酸化作用をもち、ストレス、紫外線、喫煙、生活習慣の乱れ、食品添加物などによって増える活性酸素を除去する。これにより、リコピンと同じような働きをし、動脈硬化の予防にも役立つ。

リコピンが血管の老化を防ぎ、LDLの酸化を抑制

リコピンはトマトの赤い色素成分で、高い抗酸化作用により体内の活性酸素を除去して老化予防に働く。これにより、血管の老化も抑制する。さらに、血中のLDLコレステロールが酸化されるのを防いで、HDLコレステロールを増加させ、動脈硬化の予防に働く。また、紫外線による肌の色素沈着などの皮膚ダメージも予防する。

この本で使っている缶詰

大豆缶　1缶100g（缶汁なし）

ドライパック（大豆を缶に詰めて加熱したもの）の缶詰を使用。大豆水煮缶を使うときは缶汁をきって使ってください。

100gあたりの栄養価

カロリー	124kcal
タンパク質	12.4g
糖質	0.9g
脂質	6.7g
塩分	0.5g

魚缶

鮭缶　1缶180g

からふとます（小型の鮭）の水煮缶を使用。からふとますを缶に詰め、水、塩だけを加えて加熱したもの。

100gあたりの栄養価

カロリー	147kcal
タンパク質	20.7g
糖質	0.1g
脂質	7.2g
塩分	0.9g

さば缶　1缶200g

さば水煮缶を使用。生のさばを缶に詰め、水、塩だけを加えて加熱したもの。

100gあたりの栄養価

カロリー	174kcal
タンパク質	20.9g
糖質	0.2g
脂質	10.7g
塩分	0.9g

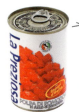

トマト缶　1缶400g（固形量240g）

トマト水煮缶（カットタイプ）を使用。完熟した赤系トマトを缶に詰め、トマトジュース、クエン酸を加えて加熱したもの。ホール缶を使うときは、適宜つぶして使ってください。

100gあたりの栄養価

カロリー	21kcal
タンパク質	0.9g
糖質	3.1g
脂質	0.2g
塩分	0g

栄養価は「日本食品標準成分表（八訂）増補2023年」の数値です。

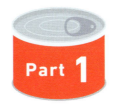

Part 1
ヘルシーおかずレシピ

3種の缶詰が大活躍！

シンプルな缶詰はいろいろな料理にアレンジ可能。
野菜、卵、豆腐などを組み合わせれば
血液サラサラ、ごちそう一品のでき上がり！

大豆しそ巻きつくね

> ひき肉の半分を大豆にすることで無理なく動物性脂肪を減らすことができる

材料（2人分）
大豆缶 …… 1缶
鶏ひき肉（もも）…… 100g
長ねぎ …… 30g
青じそ …… 6枚
A | しょうが（みじん切り）…… 1片分
　| 片栗粉 …… 大さじ1
　| 塩 …… 少々
ごま油 …… 小さじ2
B | しょうゆ、みりん …… 各大さじ1

作り方
1 大豆は粗くつぶし、長ねぎはみじん切りにする。
2 1、ひき肉、**A**を練り混ぜ、6等分にして丸め、青じそ1枚ずつを巻きつける。
3 フライパンにごま油を熱して2を並べ、表面だけ両面をこんがり焼く。ふたをして弱中火で3分ほど蒸し焼きにし、火が通ったら**B**を加え、手早くからめる。

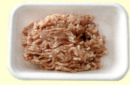

鶏ひき肉はもも肉がおすすめ。脂肪があるのでジューシーに仕上がり、大豆とのなじみがよい。

Part 1 ヘルシーおかずレシピ

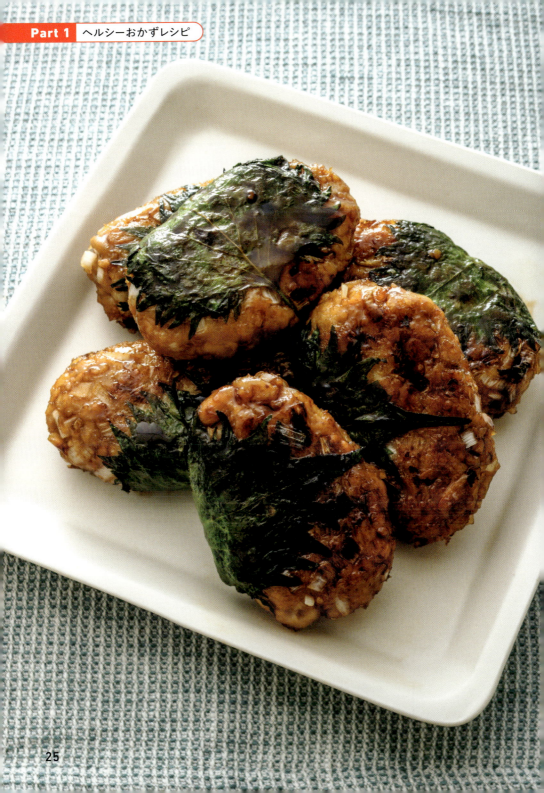

さばと大豆のオーブン焼き

> カマンベールに豊富なビタミンB_2は糖質や脂質を代謝し、皮膚・粘膜・髪の再生に働く

材料（2人分）
- 大豆缶 …… 1缶
- さば缶 …… 1缶
- カマンベールチーズ …… 1/2個（50g）
- A | トマトソース（市販）…… 大さじ4
  | 塩、こしょう …… 各少々

作り方
1. さばは缶汁をきる。カマンベールは5～6つにちぎる。
2. 耐熱皿に大豆、**1**をのせ、**A**をかけてオーブントースターで8分ほど焼き、お好みでパセリのみじん切りをちらす。

Point

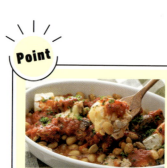

焼きたて熱々のカマンベールがとろけるうちに食べて。

Part 1 ヘルシーおかずレシピ

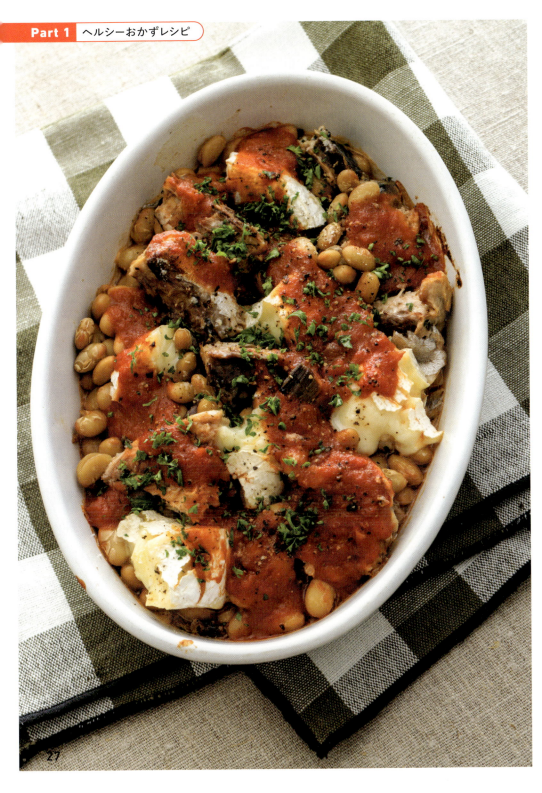

大豆とあさりのかき揚げ

> あさりのタウリンはコレステロールを下げて血管の若さを保つ

材料（2〜3人分）
- 大豆缶 —— 1缶
- あさり缶（水煮）—— 1缶（固形量55g）
- 玉ねぎ —— 小1個
- 青じそ —— 5枚
- 片栗粉 —— 大さじ1
- 揚げ油 —— 適量

【衣】
- 小麦粉 —— 60g
- 溶き卵 —— 大さじ2

作り方
1. 大豆は粗くつぶしても、そのままでもお好みで。玉ねぎは薄切り、青じそは細切り、あさりは缶汁をきる。すべてボウルに入れ、片栗粉を加えてさっくりと混ぜる。
2. 衣の溶き卵を計量カップに入れ、冷水を加えて100mlにし、ボウルに移してよく混ぜ、小麦粉を加えてさっくりと混ぜる。ここへ1を加え、さっくりと混ぜる。
3. 揚げ油を170℃に熱し、2をおたま1杯ずつくらい入れ、カラッとするまで揚げる。油をきって器に盛り、お好みで塩か天つゆを添える。

Point

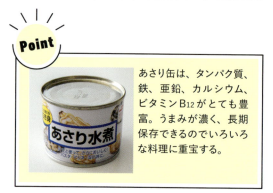

あさり缶は、タンパク質、鉄、亜鉛、カルシウム、ビタミンB12がとても豊富。うまみが濃く、長期保存できるのでいろいろな料理に重宝する。

Part 1 ヘルシーおかずレシピ

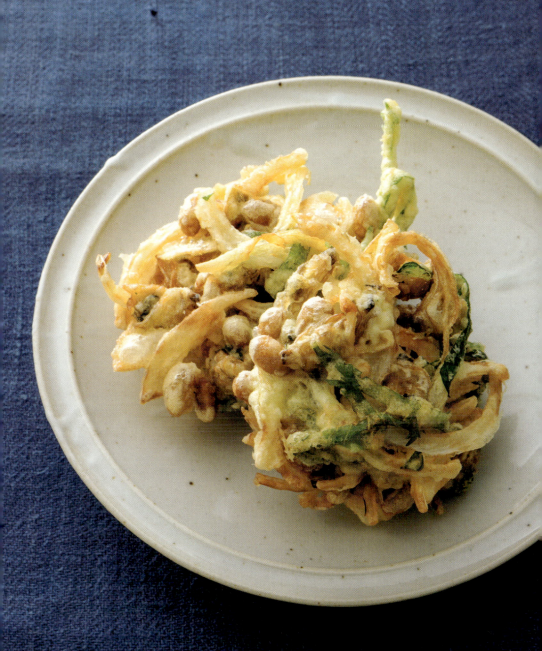

大豆とツナのポテサラ風

じゃがいもの代わりに大豆を使うから高タンパク質で低糖質な一品に

材料（作りやすい分量）
- 大豆缶 …… 2缶
- ツナ缶（油漬け）…… 1缶（70g）
- きゅうり …… 1本
- 玉ねぎ …… 1/2個
- A｜酢 …… 大さじ1
　｜マスタード …… 大さじ1/2
　｜塩、こしょう …… 各少々

作り方
1. きゅうりは薄い輪切りにして塩ひとつまみ（材料外）をふって軽くもみ、水気を絞る。玉ねぎは繊維を断つように薄切りにし、辛いものは水にさっとさらして水気を絞る。
2. 大豆は粗くつぶし、1、ツナ（缶汁ごと）、Aを混ぜる。冷蔵庫で保存し、2〜3日で食べきる。

Point

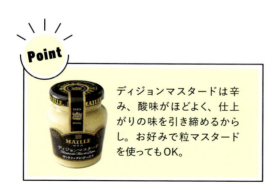

ディジョンマスタードは辛み、酸味がほどよく、仕上がりの味を引き締めるからし。お好みで粒マスタードを使ってもOK。

Part 1 ヘルシーおかずレシピ

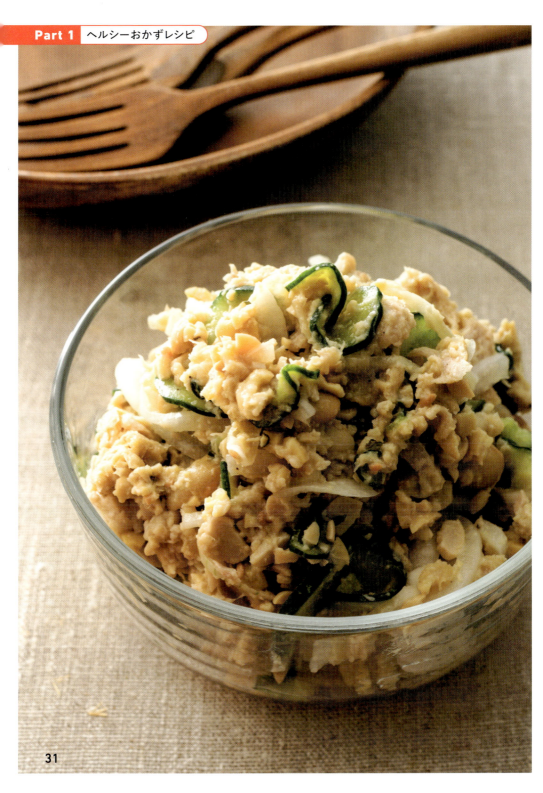

大豆と卵のコロッケ

> ひき肉を大豆・卵にかえることで脂肪はダウンしながら満足感は十分

材料（2〜3人分）
- 大豆缶 …… 1缶
- じゃがいも …… 大1個
- ゆで卵 …… 2個
- A | 塩 …… 小さじ1/4
  | こしょう …… 少々
- B | 小麦粉、溶き卵、パン粉 …… 各適量
- 揚げ油 …… 適量

作り方

1 じゃがいもは皮つきのまま半分に切り、濡らしたキッチンペーパーで包み、さらにラップで包んで電子レンジで5分加熱し、皮をむく。

2 **1**、大豆を合わせてつぶしながら混ぜる。さらにゆで卵、**A**を加え、つぶしながら混ぜる。

3 **2**を4〜6等分して丸め、**B**の衣を順にまぶし、170℃に熱した油でカラッと揚げる。油をきって器に盛り、お好みでマスタード、クレソンを添え、ウスターソースをかける。

Point

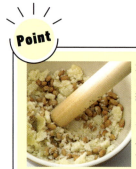

大豆のつぶし加減は、あまり粗いと成形しづらく、細かすぎても食感がなくなるので注意して。すり鉢、すりこぎで混ぜると作業が早い。フードプロセッサーで粗めに混ぜてもOK。

Part 1 ヘルシーおかずレシピ

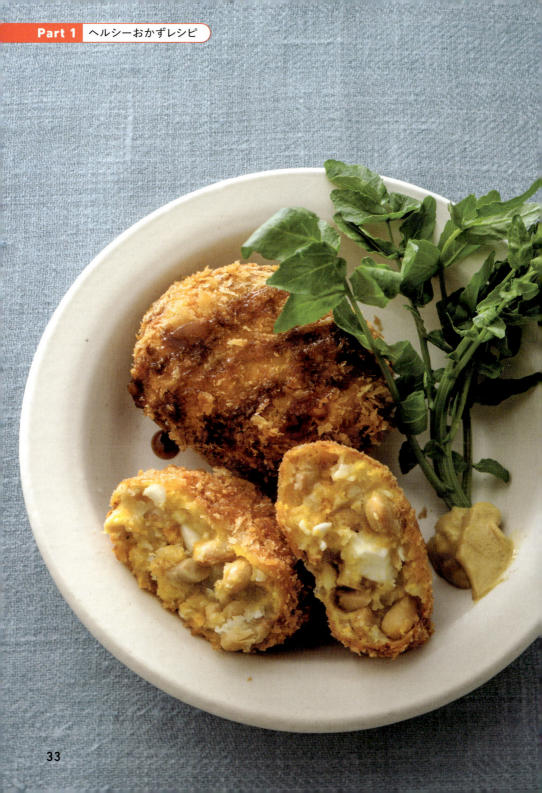

大豆とはんぺんの春巻き

はんぺんを使うのがポイント。味つけ、つなぎ不要だから糖質と塩分を無理なくカットできる

材料（2人分）
大豆缶 …… 1缶
はんぺん …… 1枚（100g）
万能ねぎ（小口切り）…… 10g
春巻きの皮 …… 6枚
揚げ油 …… 適量

作り方
1. 大豆は粗くつぶし、はんぺんを加えて手でもみ混ぜ、万能ねぎを混ぜる。
2. 春巻きの皮に、**1**を6等分ずつのせて包む。とじ目は水で溶いた小麦粉（材料外）を塗ってとめる。
3. 170℃に熱した揚げ油で**2**をカラッと揚げる。油をきって器に盛り、お好みでトマトケチャップ、スイートチリソースなどを添える。

Point

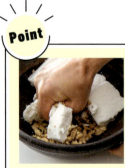

大豆をつぶしたところにはんぺんを入れ、手で握りつぶすようにしてもみ混ぜる。万能ねぎは、大豆とはんぺんがしっかり混ざってから加え、ゴムべらなどで混ぜるとよい。

Part 1 ヘルシーおかずレシピ

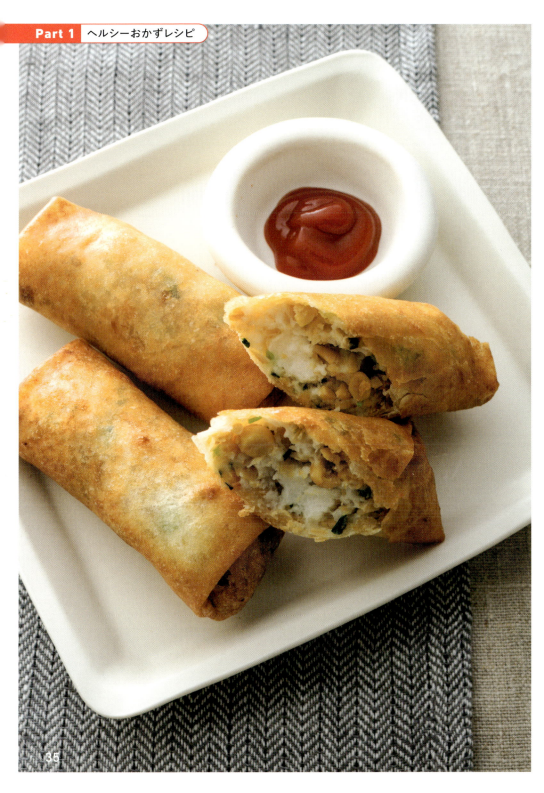

大豆と高菜と卵の炒め物

高菜はビタミン・ミネラル豊富な青菜。塩分が高いので味つけ材料として活用して

材料（2人分）
大豆缶 …… 1缶
高菜漬け …… 80g
卵 …… 4個
ごま油 …… 小さじ2
しょうゆ …… 小さじ1/2

作り方
1. 高菜は5mm幅くらいに刻む。
2. フライパンにごま油を熱し、溶きほぐした卵を入れる。ざっとふた混ぜくらいしたら、大豆、1を加えて炒め合わせる。
3. 卵が半熟の状態まで火が入ったら、しょうゆを鍋肌から回し入れて火を止める。

Point

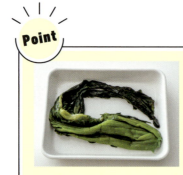

高菜は刻み漬けのものより、味つけが濃すぎない1株漬けのほうがおすすめ。もし、塩気が強い場合は、刻んでからさっと洗い、軽く絞って使う。

Part 1　ヘルシーおかずレシピ

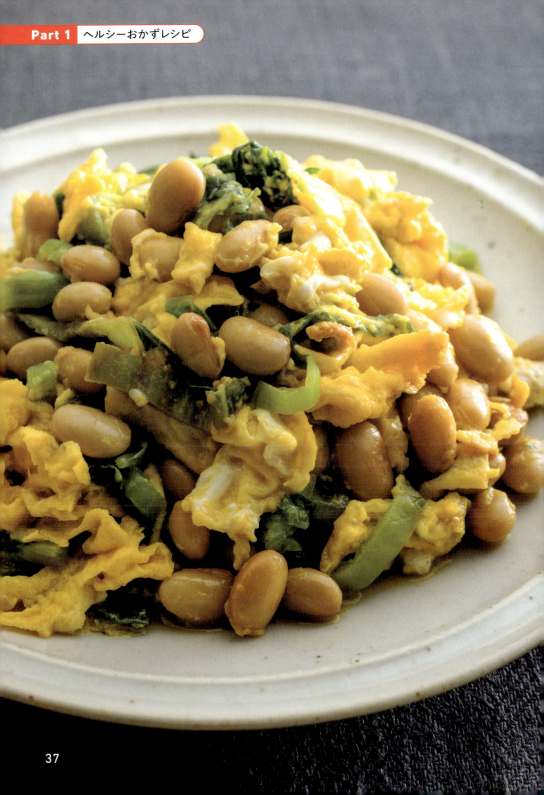

37

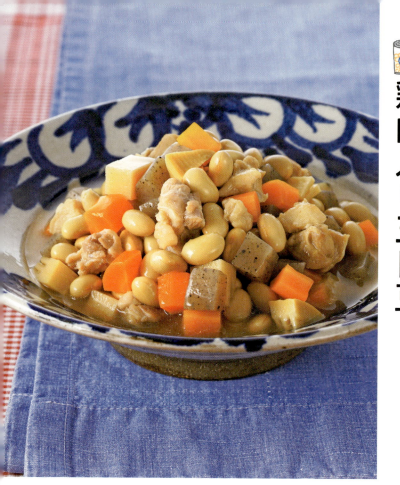

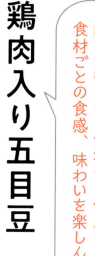

鶏肉入り五目豆

麺つゆ控えめで低塩分に仕上げ、食材ごとの食感、味わいを楽しんで

作り方

1. 鶏肉、にんじん、こんにゃく、たけのこは豆と同じくらいの大きさの角切りにする。
2. 大豆、**A**、**1**を鍋に入れ、いったん煮立てて弱中火にし、ふたをして10分ほど煮る。
3. 煮汁が少なくなってきたら火を止め、そのまま冷まして味をなじませる。

材料（作りやすい分量）

大豆缶 …… 2缶
鶏もも肉 …… 100g
にんじん …… 100g
こんにゃく …… 1枚（100g）
たけのこ（ゆで）…… 100g
A 麺つゆ（3倍濃縮）…… 大さじ3
　　水 …… 250mℓ

Part 1 ヘルシーおかずレシピ

大豆と豚肉の中華煮込み

豚ばら肉は脂肪が多く、タンパク質は少なめ。大豆を加えてタンパク質チャージ。

材料（作りやすい分量）
大豆缶 …… 2缶
豚ばら肉ブロック …… 250g
A ┃ しょうが（薄切り） …… 3枚
　 ┃ 酒・水 …… 各100mℓ
　 ┃ しょうゆ …… 大さじ1
　 ┃ オイスターソース …… 大さじ1

作り方
1. 豚肉は1.5cm厚さに切り、フライパンに入れて強中火で炒め、こんがりして脂が出てきたら火を止め、脂をふきとる。
2. 大豆、Aを加えていったん煮立て、アルミホイルで落としぶたをして弱火にし、10分ほど煮る。
3. 煮汁が減ってきたら火を止め、しばらくおいて味をなじませる。

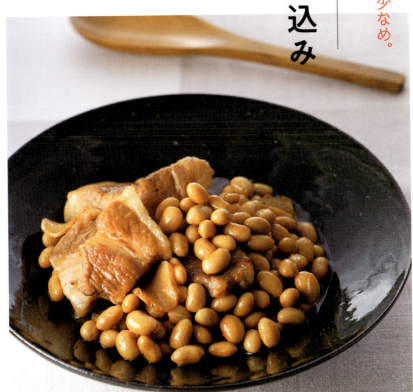

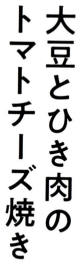

大豆とひき肉のトマトチーズ焼き

玉ねぎとにんにくに豊富なアリシンは豚肉に豊富なビタミンB_1の効力をアップ

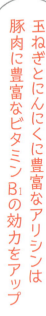

作り方

1. フライパンにオリーブ油、にんにくを入れ、弱火で香りが出るまで炒め、玉ねぎ、ひき肉を加えて中火で炒め合わせ、火が通ったら**A**を混ぜる。
2. 大豆を耐熱皿に広げ、**1**、トマトを加えてさっと混ぜる。
3. チーズをのせ、オーブントースターでこんがりするまで焼く。

材料（2人分）

大豆缶 …… 2缶
トマト缶 …… 1/2缶
豚ひき肉 …… 150g
玉ねぎ（薄切り）…… 1/4個分
にんにく（みじん切り）…… 1片分
オリーブ油 …… 大さじ1/2
A | 塩 …… 小さじ1/3
　　 | こしょう …… 少々
　　 | チリパウダー …… 小さじ1
ピザチーズ …… 30g

Part 1 ヘルシーおかずレシピ

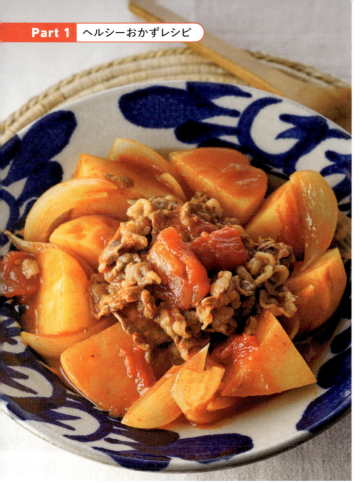

トマト肉じゃが

牛肉に豊富な鉄、亜鉛は、細胞の再生やコラーゲンの生成に欠かせないミネラル

材料（2人分）
トマト缶 …… 1/2缶
牛薄切り肉 …… 200g
じゃがいも …… 2個
玉ねぎ …… 1個
砂糖 …… 大さじ1
A｜酒 …… 大さじ2
　｜しょうゆ …… 大さじ1と1/2
　｜水 …… 150㎖

作り方
1. 牛肉は半分に切り、じゃがいもは乱切りに、玉ねぎは8等分のくし形切りにする。
2. フライパンに牛肉を入れて強中火にかけ、砂糖をふりかけてからめながら炒め、Aを加える。
3. トマト、1の野菜を加え、煮立ったら弱火にし、ふたをしてじゃがいもがやわらかくなるまで煮る。

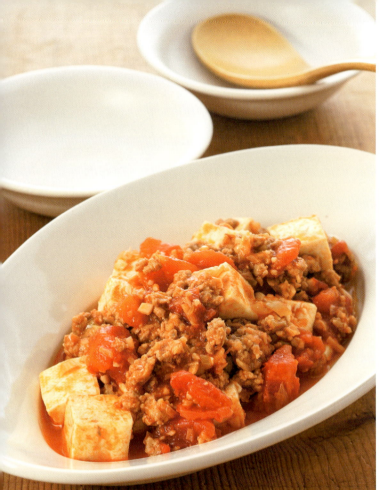

トマト麻婆豆腐

トマトはグルタミン酸などのうまみ成分が豊富だから、スープを使わなくてもおいしく完成

作り方

1. フライパンにごま油、**A**を入れて弱中火で炒め、香りが出たらひき肉を加え、中火で炒め合わせて火を通す。
2. トマト、**B**を加えてしばらく煮立てる。
3. 2cm角に切った豆腐を加え、さらに煮立てて混ぜ、全体をなじませる。

材料（2人分）

トマト缶 …… 1/3缶
木綿豆腐 …… 200g
豚ひき肉 …… 100g
A しょうが（みじん切り）…… 1片分
　　にんにく（みじん切り）…… 1片分
　　長ねぎ（みじん切り）…… 1/4本分
B 豆板醤 …… 小さじ2
　　オイスターソース …… 大さじ1
ごま油 …… 大さじ2

Part 1 ヘルシーおかずレシピ

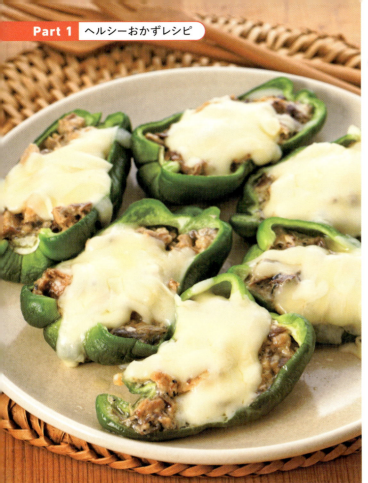

さばのピーマン詰め

ピーマンのビタミンPは血圧を下げ、毛細血管を丈夫にする働きがある

作り方

1. さばは缶汁をきって粗くほぐし、マヨネーズを混ぜる。
2. ピーマンは縦半分に切ってへた、種を取り、**1**を等分に詰める。
3. 耐熱皿に並べてラップをし、電子レンジで2分30秒ほど加熱する。
4. いったん取り出してチーズを等分にのせ、ラップなしで5分ほど加熱する。

材料（2人分）

- さば缶 …… 1缶
- ピーマン …… 3個
- ピザチーズ …… 50g
- マヨネーズ …… 大さじ2

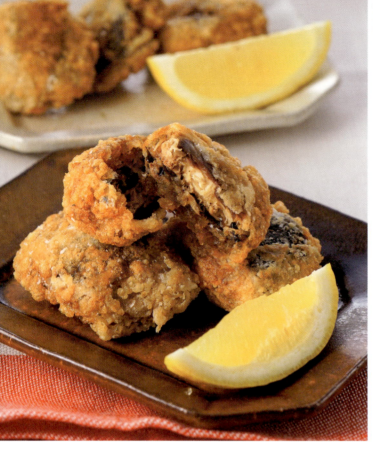

さばの立田揚げ

DHA、EPAは高温で損失するので揚げすぎに注意。衣が揚がればOK

作り方

1. さばは身をくずさないように取り出し、大きなかたまりは半分に割る。**A**をからめてしばらくおく。
2. 片栗粉をまんべんなくまぶし、10分ほどおく。
3. 揚げ油を170℃くらいに熱し、**2**をそっと入れる。衣が固まるまでは、いじらないのがコツ。衣が全体に固まってこんがり揚がったら油をきる。
4. 器に盛ってレモンを添える。

材料（2人分）

- さば缶 …… 1缶
- **A** │ しょうゆ …… 大さじ1/2弱
  │ おろししょうが …… 小さじ2
- 片栗粉 …… 適量
- 揚げ油 …… 適量
- レモン …… 1/4個

Part 1 ヘルシーおかずレシピ

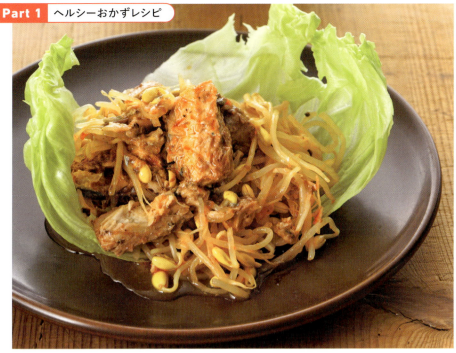

さばと豆もやしのピリ辛あえ

豆もやしは超低糖質でタンパク質豊富。日々の食事に活用したい

材料（2人分）

さば缶 …… 1缶
豆もやし …… 1パック（200g）
A｜豆板醤 …… 小さじ2
　｜ラー油 …… 小さじ2
　｜おろしにんにく …… 小さじ1弱
　｜しょうゆ …… 大さじ1/2

作り方

1 豆もやしは耐熱ボウルに入れてラップをし、電子レンジで3分ほど加熱し、ざるに広げて粗熱をとる。

2 さばは缶汁ごとボウルに入れて粗くほぐし、**A**を混ぜる。

3 **2**に**1**を加えてあえ、器にあればレタスを敷き、盛りつける。

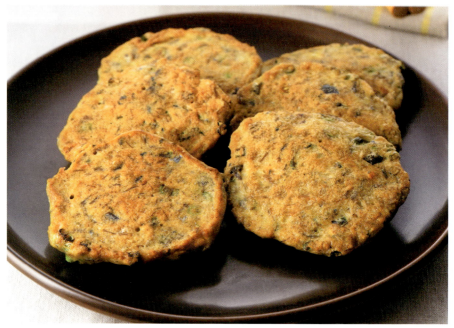

さばのお焼き

ごまは、すりごまにすると消化しやすくなり、抗酸化作用の効率アップ

材料（2人分）
さば缶 …… 1缶
卵 …… 2個
小麦粉 …… 大さじ3
小ねぎ（小口切り）…… ひとつかみ
すり白ごま …… 大さじ2
ごま油 …… 大さじ1

作り方
1 さばはざるに入れて缶汁をしっかりきり、細かめにほぐす。
2 ボウルに卵を溶きほぐして**1**、小麦粉を加えて混ぜ、小ねぎ、すりごまも混ぜる。
3 フライパンにごま油を熱し、**2**を大きいスプーン1杯ずつ落とし入れ、中火で両面こんがり焼く。

Part 1 ヘルシーおかずレシピ

さばのサモサ

> カレー粉には抗酸化作用があり、血管内皮の機能改善に役立つ

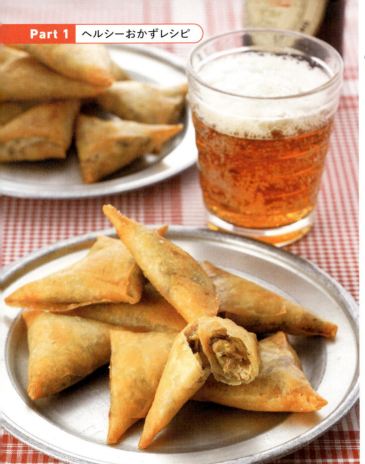

作り方

1. さばは缶汁をよくきる。じゃがいもはラップに包んで電子レンジで3分ほど加熱し、そのままおいて粗熱をとり、皮をむいてつぶす。
2. 1、Aをよく混ぜ、冷ます。
3. 春巻きの皮は3等分の長方形に切り、2を等分にのせて三角形に折りたたみながら包み、のり（小麦粉を水でどろっと溶く）を塗ってとめる。

※中身が皮からはみ出さないように注意。

4. 揚げ油を160℃くらいに熱して3を入れ、全体がきつね色になるまで揚げ、油をきる。

材料（作りやすい分量）

- さば缶 …… 1缶
- じゃがいも …… 1個
- A カレー粉 …… 小さじ2
  おろしにんにく …… 少々
  塩、こしょう …… 各少々
- 春巻きの皮 …… 8枚
- 揚げ油 …… 適量

鮭のマスタードディップ

全粒粉やライ麦のパンを添えると血糖値上昇を抑え、腸の健康にもよい

材料（作りやすい分量）
鮭缶 …… 1缶
A｜粒マスタード …… 大さじ2
　｜塩 …… ふたつまみ
お好みのパン …… 適量

作り方
1 鮭の缶汁をよくきる。
2 1にAを混ぜる。
3 パンにのせて食べる。

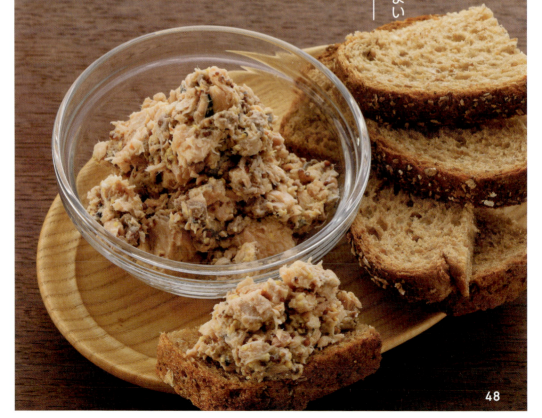

Part 1 ヘルシーおかずレシピ

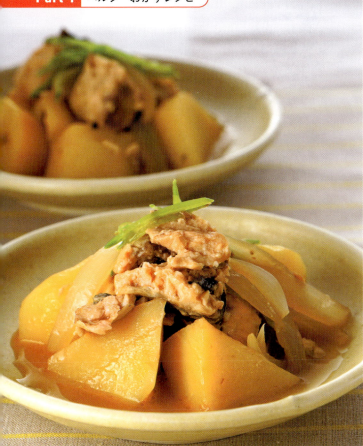

鮭じゃがバターしょうゆ味

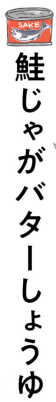

DHA、EPAは高温調理で損失しやすいので鮭缶の加熱しすぎに注意

作り方
1. じゃがいもは乱切りに、玉ねぎは4等分のくし形切りにする。絹さやは塩ゆでにし、細切りにする。
2. 鮭はざるに入れて缶汁を分け、缶汁のみを鍋に入れる。
3. 2にじゃがいも、玉ねぎ、Aを加え、強中火で煮る。じゃがいもに火が通ったら鮭、バター、絹さやを加えて火を止める。

材料（2人分）
鮭缶 …… 1缶
じゃがいも …… 2個
玉ねぎ …… 1/2個
絹さや …… 8枚
A｜酒 …… 大さじ3
　｜水 …… 150㎖
　｜しょうゆ …… 大さじ1
バター …… 10g

鮭缶のチャンプルー

にんじんのβカロテン、ゴーヤのビタミンCを鮭にプラスしてバランスのよい一品に

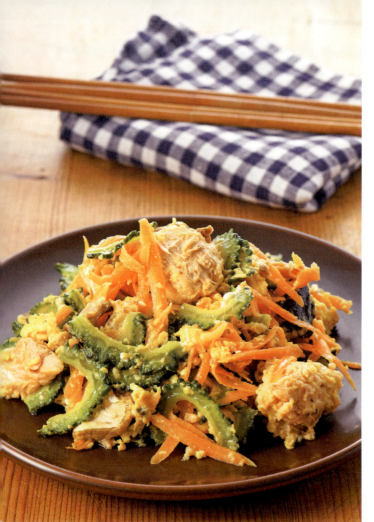

作り方

1. 鮭はざるに入れて缶汁を分け、粗くほぐす。
2. にんじんは細切りにする。ゴーヤは縦割りにして種を取り、薄切りにして塩少々（材料外）をまぶし、しんなりしたら絞る。

※にんじんは、あればしりしりスライサーを使って切るとよい。

3. フライパンにごま油を熱して2を中火でさっと炒め、A、1の缶汁大さじ2をからめる。
4. 鮭、溶き卵を加え、強火で手早く炒め合わせる。

材料（2人分）

鮭缶 —— 1缶
にんじん —— 1/2本
ゴーヤ —— 1/2本
卵 —— 2個
ごま油 —— 大さじ1
A ┃ 塩 —— ひとつまみ
　┃ しょうゆ —— 小さじ1/2
　┃ こしょう —— 少々

Part 1 ヘルシーおかずレシピ

鮭缶のスンドゥブ

にらのアリシンはビタミンB_1の働きを助け、血行や冷えの改善を助ける

作り方
1. 鮭はざるに入れて缶汁を分け、粗くほぐす。
2. 鍋にAを合わせ、1の缶汁を加えて煮立てる。
3. 鮭、半分に切った豆腐を加え、再び煮立てる。
4. ざく切りのにらを加え、火を止めてすりごまをふる。

材料（2人分）
鮭缶 …… 1缶
木綿豆腐 …… 150g
にら …… 1/3束
A｜酒 …… 50mℓ
　｜水 …… 150mℓ
　｜コチュジャン …… 大さじ1強
　｜みそ …… 大さじ1
　｜ごま油 …… 大さじ1
すり白ごま …… 大さじ2

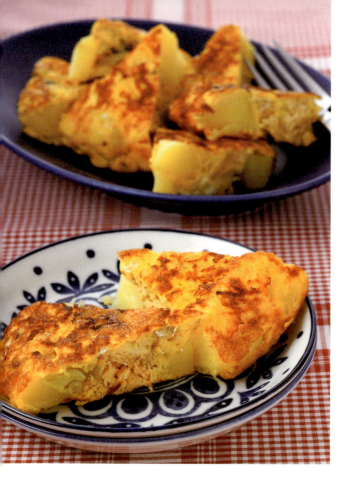

鮭缶のスパニッシュオムレツ

> オリーブ油は動脈硬化性疾患の予防や便秘改善を助ける

作り方

1. 鮭はざるに入れて缶汁をきり、粗くほぐす。
2. じゃがいもはラップに包んで電子レンジで3分ほど加熱し、そのまま粗熱をとって皮をむき、小さめの乱切りにする。玉ねぎは薄切りにする。
3. フライパンにオリーブ油の半量を熱し、2、にんにくを入れて強中火でさっと炒め、1を炒め合わせてボウルに入れ、溶きほぐした卵、Aを混ぜる。
4. 直径18cmくらいのフライパンに残りのオリーブ油を熱し、3を流し入れる。ふたをして弱中火で4分ほど焼き、ひっくり返してふたをし、さらに2分ほど焼いて火を通す。粗熱をとって切り分ける。

材料（3〜4人分）

鮭缶 —— 1缶
じゃがいも —— 1個
玉ねぎ —— 1/4個
にんにく（みじん切り） —— 1片分
卵 —— 3個
A | 塩 —— 小さじ1/4
　 | こしょう —— 少々
オリーブ油 —— 大さじ3

Part 2

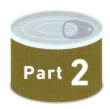

毎日食べたいから

大豆缶の作りおきレシピ

大豆缶レシピは作りおきもOK！
時間があるときに作っておけば、
忙しいとき、疲れたときでも
すぐ食べられます

※魚缶のレシピは脂肪酸が酸化するので
作りおきはおすすめしません。

小魚大豆

大豆と煮干しにはカルシウム、ビタミンDが豊富。骨密度を維持するための最強コンビ

材料（作りやすい分量）
- 大豆缶 …… 1缶
- 片栗粉 …… 小さじ2
- ごま油 …… 大さじ2
- 煮干し …… 30g
- A｜砂糖 …… 大さじ1
  ｜しょうゆ、みりん …… 各大さじ1/2
- いり白ごま …… 大さじ1

作り方

1. 大豆は片栗粉をまぶし、ごま油を熱したフライパンでカリッとするまで中火で炒める。

2. 大豆を取り出してフライパンをざっとふき、煮干しを入れて弱中火にかけ、香ばしく炒める。

3. 2に1を戻してAを加え、手早くからめ、いりごまをふる。冷蔵庫で保存し、1週間ほどで食べきる。

Point

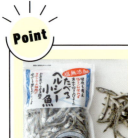

煮干しは小さめで内臓の苦みが少ない「食べる煮干し」か、ちりめんじゃこ、かえりじゃこを。小魚を丸ごと食べるとカルシウムをはじめミネラルが豊富に摂れ、大豆の効果とダブルで骨の健康維持に役立つ。

Part 2　大豆缶の作りおきレシピ

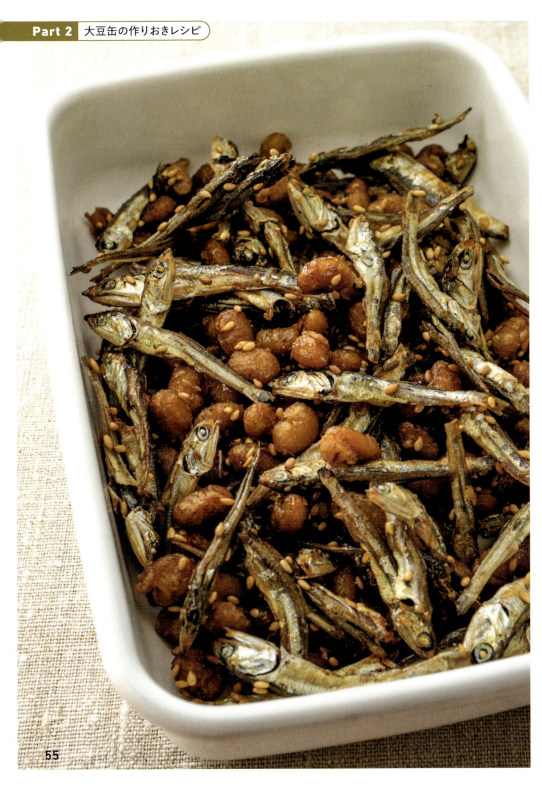

大豆とこんにゃくとひき肉のピリ辛炒め

こんにゃくは糖質・脂肪の吸収を抑え、糖尿病や動脈硬化の予防に役立つ

材料（作りやすい分量）

- 大豆缶 —— 1缶
- 鶏ひき肉 —— 100g
- つきこんにゃく —— 100g
- A | ごま油 —— 小さじ2
    | 赤唐辛子（輪切り）—— ひとつまみ
- B | しょうゆ、みりん —— 各大さじ1

作り方

1. こんにゃくはざく切りにし、フライパンに入れて中火にかけ、プリッとするまでからいりする。
2. 1にAを加えてひと炒めしたら、ひき肉を加えて中火で炒め合わせる。
3. 肉に火が通ったら大豆、Bを加えてさっと炒め合わせる。冷蔵庫で保存し、4～5日で食べきる。

Point

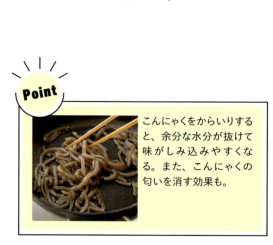

こんにゃくをからいりすると、余分な水分が抜けて味がしみ込みやすくなる。また、こんにゃくの匂いを消す効果も。

Part 2　大豆缶の作りおきレシピ

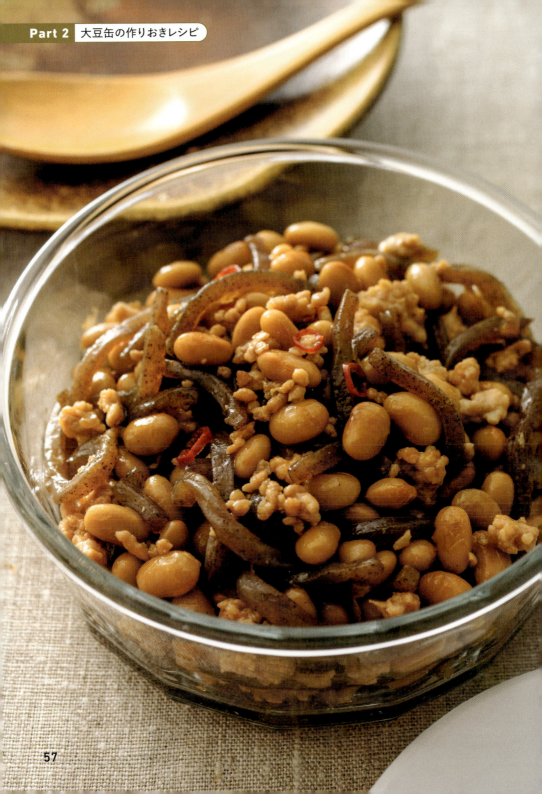

大豆のフムス風

これを常備しておくと大豆が手軽に摂れ、朝食のパン食にも食べやすい

材料（作りやすい分量）

大豆缶 …… 2缶
A カッテージチーズ …… 100g
　 オリーブ油 …… 大さじ6
　 クミンパウダー …… 10ふり
　 チリパウダー …… 10ふり
　 塩 …… 小さじ1/2
　 こしょう …… 少々

作り方

1. 大豆、Aをミキサーやフードプロセッサーなどにかけ、なめらかにすり混ぜる。冷蔵庫で保存し、4〜5日で食べきる。
2. お好みでパン、クラッカー、野菜などにのせて食べる。

Point

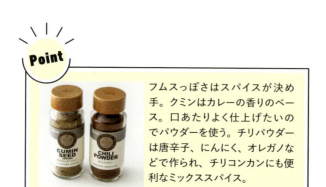

フムスっぽさはスパイスが決め手。クミンはカレーの香りのベース。口あたりよく仕上げたいのでパウダーを使う。チリパウダーは唐辛子、にんにく、オレガノなどで作られ、チリコンカンにも便利なミックススパイス。

Part 2 大豆缶の作りおきレシピ

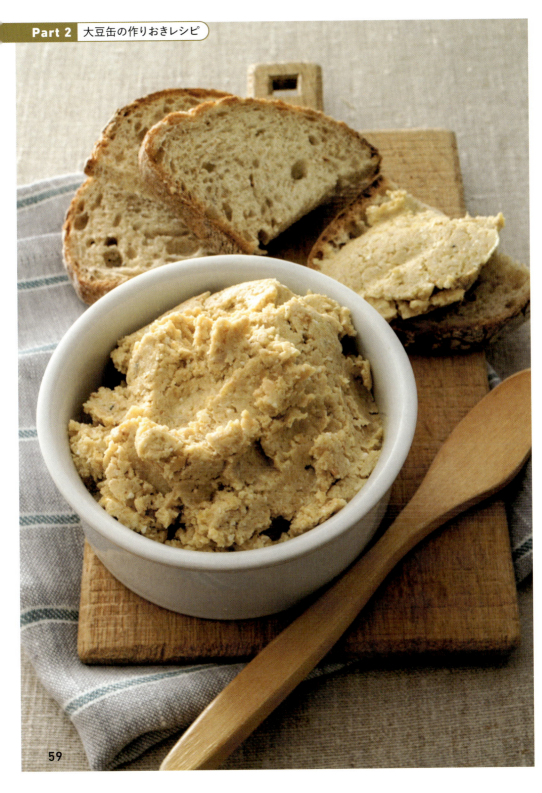

かぼちゃと大豆のサブジ

かぼちゃのβカロテンは抗酸化作用が強く、油で調理すると吸収がアップする

材料（作りやすい分量）

大豆缶 …… 2缶
冷凍かぼちゃ …… 300g
水 …… 100㎖

A | サラダ油 …… 大さじ1
　 | にんにく、しょうがのみじん切り …… 各1片分
　 | クミンシード …… 小さじ1/2

B | ナンプラー …… 小さじ2
　 | 酢 …… 小さじ1
　 | コリアンダー、ターメリック、チリパウダー
　 | 　…… 各少々
　 | 塩、こしょう …… 各少々

※3つのスパイスはカレー粉5ふりで代用してもOK。

作り方

1　厚手の鍋にAを入れて弱中火にかけ、香りが出てきたら凍ったままのかぼちゃ、大豆、水を加えてふたをし、中火で5分ほど蒸し煮にする。

2　1にBを加えてかぼちゃをくずすように混ぜ、ひと煮する。冷蔵庫で保存し、3〜4日で食べきる。

Point

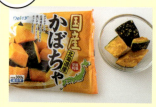

切らずに使える便利な冷凍かぼちゃ。オレンジ色の色素、カロテンは強い抗酸化作用をもち、体のサビつきを抑えて老化予防を助ける働きをする。油で調理すると効率よく吸収できる。

Part 2 大豆缶の作りおきレシピ

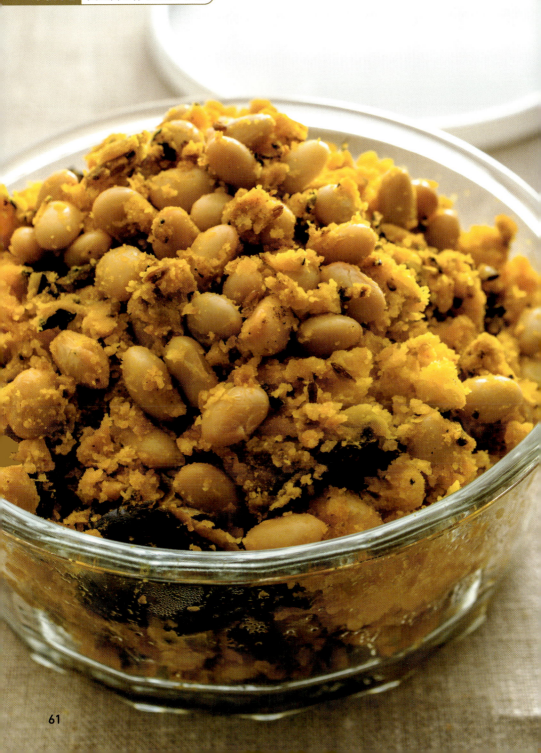

黒酢玉ねぎ大豆

黒酢の酢酸は内臓脂肪の減少に役立ち、玉ねぎは血流改善を助ける

材料（作りやすい分量）
大豆缶 …… 2缶
玉ねぎ …… 1/2個
黒酢 …… 200㎖
はちみつ …… 30g

作り方

1 玉ねぎは縦半分に切ってから繊維を断つように薄切りにする。辛みが苦手ならサラダ玉ねぎや新玉ねぎを使うとよい。

2 保存容器に1、大豆を入れ、はちみつ、酢を注ぐ。ときどきゆすって混ぜながらひと晩以上おく。全体がなじんだら冷蔵庫で保存し、1週間ほどで食べきる。

Point

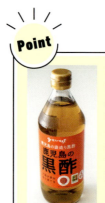

アミノ酸が豊富で独特の風味が特徴の黒酢。血糖値や高血圧などを改善し、生活習慣病の予防を助けるといわれる。写真は鹿児島の壺で発酵させた黒酢で、酸味がまろやか。

Part 2 大豆缶の作りおきレシピ

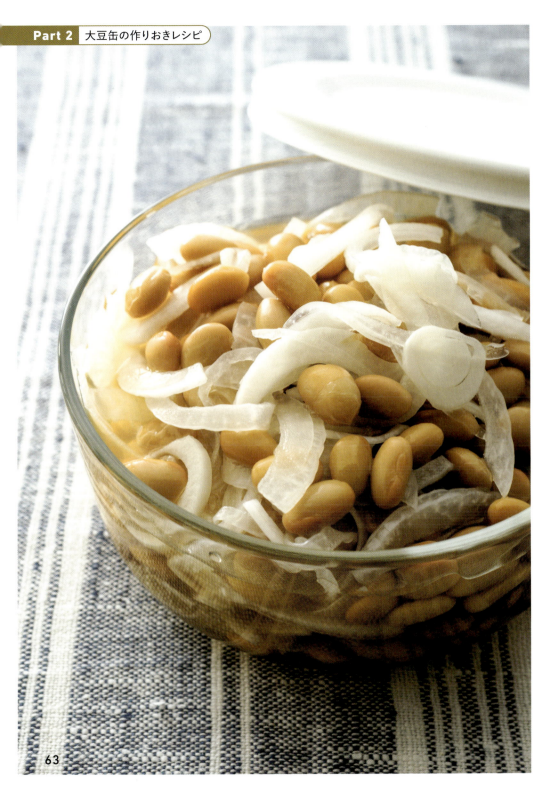

大豆入りにんじんのラペ

にんじんのβカロテンは体内でビタミンAに変わり、皮膚や粘膜を健康に保つ

材料（作りやすい分量）
- 大豆缶 …… 2缶
- にんじん …… 1本
- ドライいちじく（ソフトタイプ）…… 80g
- パセリ …… 10g
- A｜白ワインビネガー …… 大さじ2
  ｜塩 …… 小さじ1/3
  ｜こしょう …… 少々

作り方
1. にんじんはスライサーでせん切りにし、塩ひとつまみ（材料外）をもみ混ぜ、水気を絞る。
2. パセリはみじん切り、ドライいちじくは1cm角に切る。
3. 大豆、1、2、Aを混ぜる。冷蔵庫で保存し、3～4日で食べきる。

Point

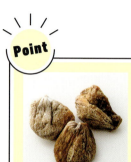

ドライいちじくはカットしやすいソフトタイプを選んで。乾燥させたいちじくは食物繊維が豊富で、薬膳では整腸作用があるとされ、喉の炎症にも用いられる。

Part 2 | 大豆缶の作りおきレシピ

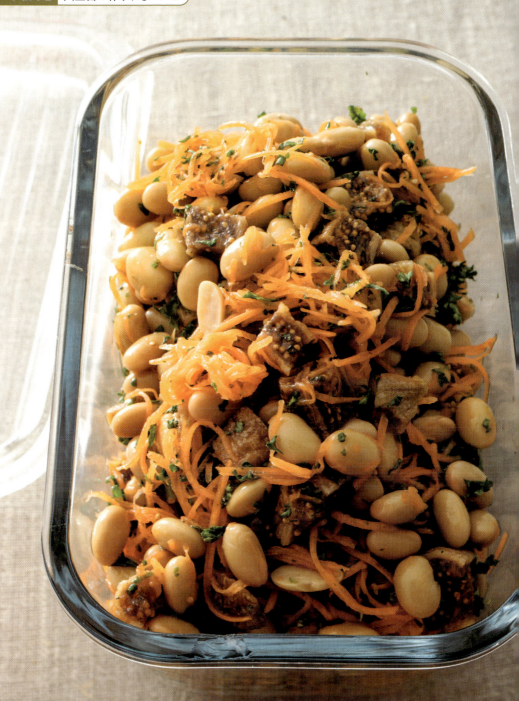

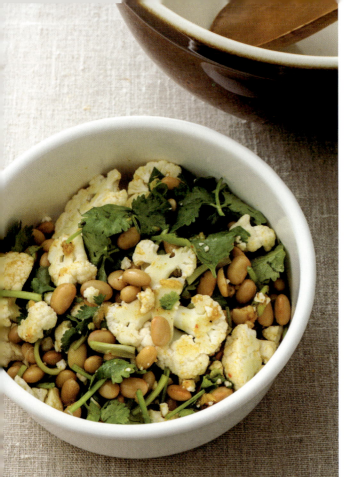

カリフラワーと大豆のマリネ

大豆にゼロのビタミンCをカリフラワーでたっぷり補給して

作り方

1. カリフラワーは7〜8mm厚さに切り、パクチーは1cm長さに切る。
2. 大豆、1、Aを混ぜる。冷蔵庫で保存し、2〜3日で食べきる。

材料（作りやすい分量）

大豆缶 —— 1缶
カリフラワー —— 1/2個（約100g）
パクチー —— 20g
A│白ワインビネガー —— 大さじ1/2
　│ナンプラー —— 大さじ1/2
　│にんにく（すりおろし）—— 小さじ1/2
　│砂糖 —— 小さじ1/2
　│カレー粉 —— 小さじ1/4
　│一味唐辛子 —— 5ふり
　│塩、こしょう —— 各少々

Part 2　大豆缶の作りおきレシピ

田舎風煮豆

昆布の食物繊維は糖質と脂肪の吸収を抑え、コレステロールの上昇を防ぐ

作り方
1. にんじんはいちょう切り、油揚げは熱湯をかけて油抜きし、1cm角に切る。
2. 昆布はキッチンバサミで1cm幅に切り、水に浸して戻す。戻し汁はとっておく。
3. 鍋に大豆、**1**、**2**、**A**を入れて落としぶたをし、中火で10分ほど煮含める。そのまま冷まして味をなじませる。冷蔵庫で保存し、4～5日で食べきる。

材料（作りやすい分量）
大豆缶 …… 1缶
にんじん …… 100g
油揚げ …… 1枚
昆布 …… 2枚（5cm角）
水 …… 300ml
A しょうゆ …… 大さじ1
　　みりん …… 大さじ1

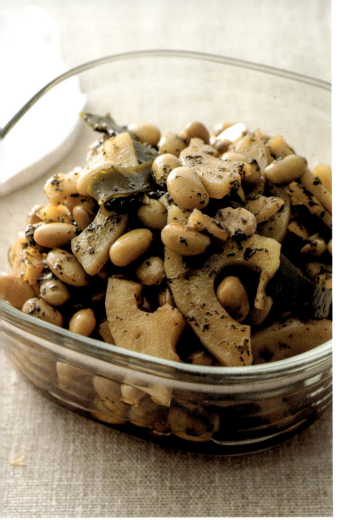

大豆とれんこんのゆかりしょうゆ漬け

れんこんのシャキシャキ感が加わると大豆が苦手でも食べやすい

作り方

1. れんこんはいちょう切りにし、熱湯でさっとゆでて水気をきる。昆布はキッチンバサミで1cm幅に切る。
2. 大豆、1、Aを混ぜ、半日ほどなじませる。冷蔵庫で保存し、4〜5日で食べきる。

材料（作りやすい分量）

大豆缶 …… 1缶
れんこん …… 100g
昆布 …… 1枚（5cm角）
A│ゆかり、砂糖 …… 各小さじ1
　│しょうゆ …… 大さじ1

Part 2 大豆缶の作りおきレシピ

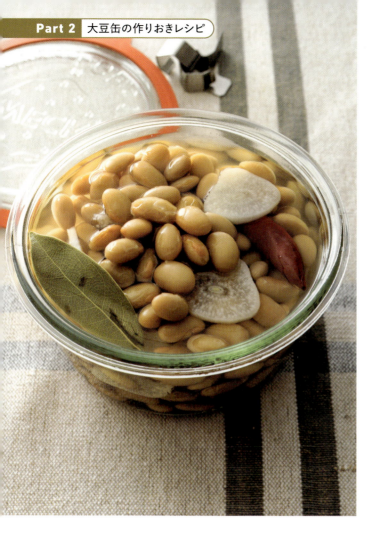

大豆ピクルス

にんにく、スパイスは食欲を増進させ、体を温める働きがある

作り方

1. 鍋（ステンレス、ホーロー製のもの）に**A**を入れてひと煮立ちさせる。
2. 保存容器に大豆を入れ、熱いうちに**1**を注ぎ、ひと晩漬ける。冷蔵庫で保存し、2週間ほどで食べきる。

材料（作りやすい分量）

大豆缶 …… 2缶
A 白ワインビネガー …… 200㎖
　砂糖 …… 大さじ3
　塩 …… 小さじ2/3
　ローリエ …… 1枚
　にんにく（薄切り） …… 1片分
　粒黒こしょう …… 5粒
　赤唐辛子（種をとる） …… 1本
　水 …… 100㎖

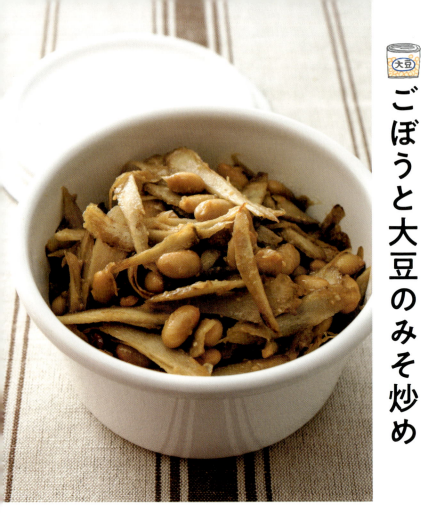

ごぼうと大豆のみそ炒め

> 食物繊維豊富なコンビ。少しずつ毎日食べるのがおすすめ

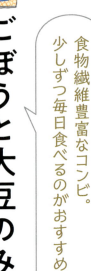

作り方

1. ごぼうはささがきにし、さっと洗って水気をきる。
2. フライパンにごま油、赤唐辛子を入れて弱火にかけ、温まったら**1**を加えて中火で炒め合わせる。
3. 全体に油が回ってしんなりしてきたら、大豆を加えてさっと炒め合わせ、**A**を加えてからめる。冷蔵庫で保存し、4〜5日で食べきる。

材料（作りやすい分量）

大豆缶 —— 1缶
ごぼう —— 100g
ごま油 —— 小さじ2
赤唐辛子（輪切り）—— ひとつまみ
A みそ、みりん —— 各大さじ1
　　砂糖 —— 小さじ1

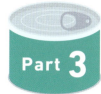

Part 3

缶詰パカッですぐできる

超スピードレシピ

混ぜるだけ、のせるだけ、サッと焼くだけ。おつまみ、副菜にぴったりの時短満点レシピをどうぞ!

キムチ大豆 ごま大豆

大豆は粗くつぶすことで食べやすくなり、味もよくなじむ

材料（2人分）

【キムチ大豆】

大豆缶 …… 1缶

A│白菜キムチ（刻む）…… 30g
　│海苔（ちぎる）…… 1/2枚分
　│ごま油 …… 小さじ1

【ごま大豆】

大豆缶 …… 1缶

A│すり白ごま …… 大さじ1
　│麺つゆ（3倍濃縮）…… 小さじ2

作り方

1 キムチ大豆は、大豆をざっとつぶし、Aを加えてあえる。

2 ごま大豆は、大豆をざっとつぶし、Aを加えてあえる。

Point

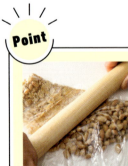

大豆をつぶすには、ポリ袋に入れてすりこぎ、麺棒などを押し転がす。つぶし加減は粗めがおすすめ。つぶしたらほかの材料、調味料を袋に加え、もみ混ぜたらでき上がり！

Part 3 超スピードレシピ

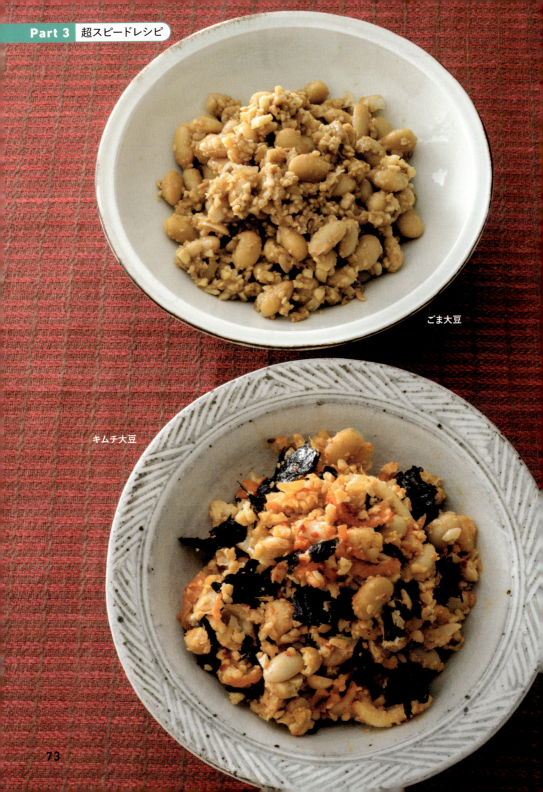

ごま大豆

キムチ大豆

73

大豆のピリ辛炒め

大豆に辛みと香ばしさをプラスして食べやすいおつまみに

材料（2人分）
大豆缶 …… 1缶
ごま油 …… 大さじ1/2
赤唐辛子（輪切り）…… ひとつまみ
しょうゆ …… 小さじ1

作り方
1 フライパンにごま油を熱し、大豆を中火で香ばしく炒める。
2 唐辛子を加えてさらに炒め、香りが出たら火を止めてしょうゆをからめる。

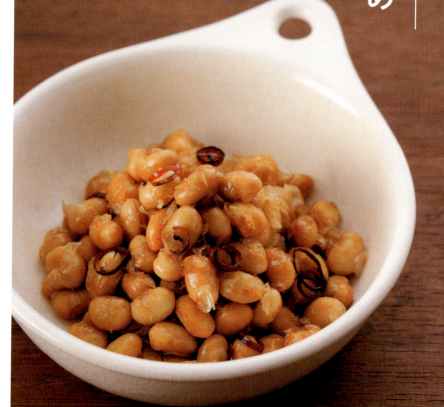

Part 3　超スピードレシピ

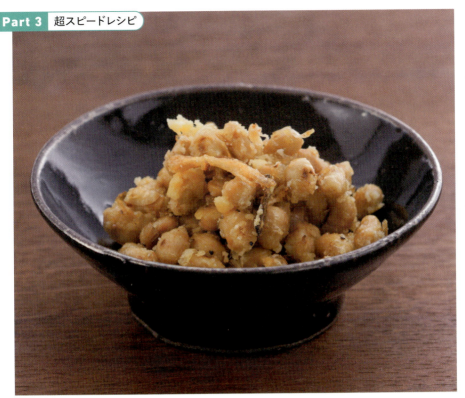

材料（2人分）
大豆缶 …… 1缶
A｜フライドオニオン …… 大さじ1
　｜粉チーズ …… 大さじ1強
オリーブ油 …… 大さじ1/2
粗びき黒こしょう …… 適量

作り方
1　フライパンにオリーブ油を熱し、大豆を中火で香ばしく炒める。
2　Aを加えてさらに炒め、チーズが香ばしくなったら火を止めてこしょうをふる。

大豆のチーズ炒め

パルメザンチーズのカルシウムはプロセスチーズの約2倍と豊富

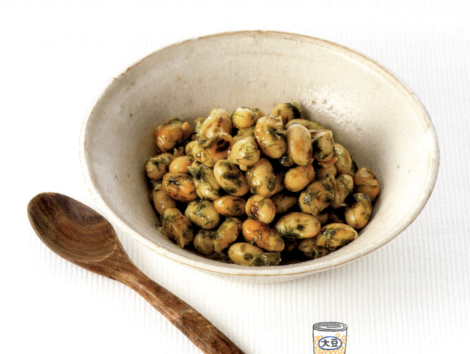

大豆の青海苔炒め

青海苔はミネラルと食物繊維が豊富で、風味が大豆と好相性

材料（2人分）
大豆缶 …… 1缶
オリーブ油 …… 小さじ1
A｜青海苔 …… 大さじ1
　｜塩 …… ひとつまみ
　｜しょうゆ …… 小さじ1/2

作り方
1 フライパンにオリーブ油を熱して大豆を入れ、強火で香ばしく炒める。
2 Aを加えて炒め合わせる。

Part 3 超スピードレシピ

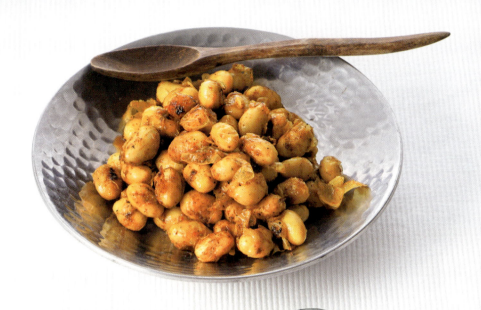

大豆のスパイスソテー

カレー粉には強力な抗酸化作用があり、唐辛子は血行を促進

材料（2人分）
大豆缶 …… 1缶
オリーブ油 …… 小さじ1
A｜バター …… 10g
　｜カレー粉 …… 小さじ1/2
　｜レッドペッパー …… 少々
　｜塩、砂糖 …… 各ひとつまみ

作り方
1 フライパンにオリーブ油を熱して大豆を入れ、強火で香ばしく炒める。
2 Aを加えて炒め合わせる。

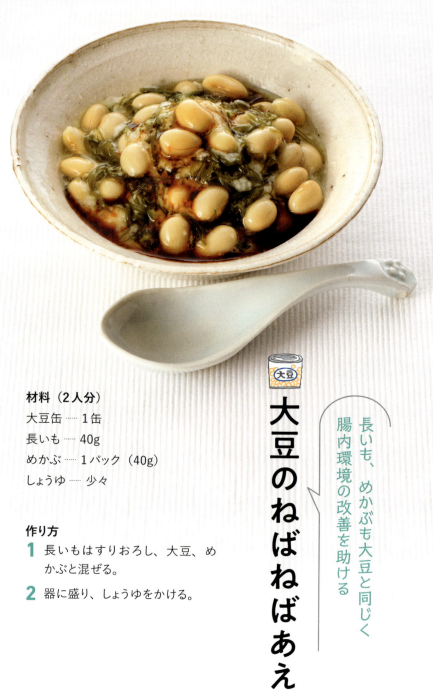

大豆のねばねばあえ

長いも、めかぶも大豆と同じく腸内環境の改善を助ける

材料（2人分）
大豆缶 …… 1缶
長いも …… 40g
めかぶ …… 1パック（40g）
しょうゆ …… 少々

作り方
1 長いもはすりおろし、大豆、めかぶと混ぜる。
2 器に盛り、しょうゆをかける。

| Part 3 | 超スピードレシピ |

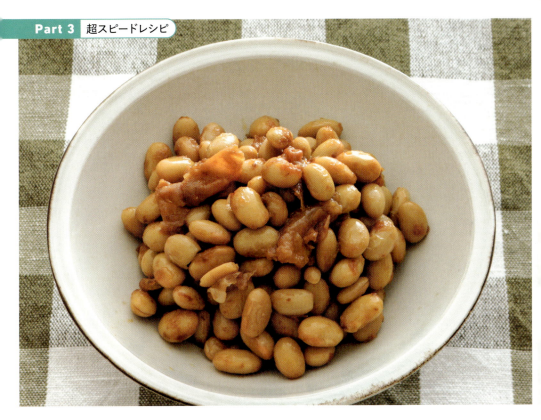

材料（2人分）
大豆缶 …… 1缶
梅肉 …… 大1個分
A｜かつお節 …… 2g
　｜しょうゆ …… 少々

作り方
1 材料すべてを混ぜる。

梅おかか大豆

梅干しは疲労回復だけでなく、高血圧と動脈硬化性疾患の予防に働く

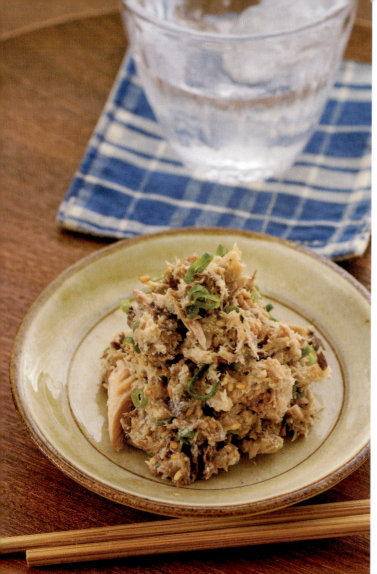

さば缶なめろう

みそは魚のクセをカバーするので、さば缶が苦手な人におすすめ

作り方
1. さばの缶汁をよくきる。
2. まな板に1、Aをのせ、包丁でたたき混ぜる。
3. 小ねぎ、いりごまを混ぜる。

材料（2人分）
さば缶 …… 1缶
A| みそ …… 大さじ1強
 | おろししょうが …… 小さじ2
小ねぎ（小口切り）…… 適量
いり白ごま …… 大さじ1/2

Part 3 超スピードレシピ

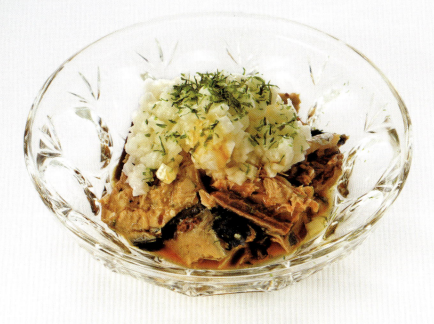

さばの刻みとろろ

> 長いものレジスタントスターチは大腸の健康維持に有効な成分

材料（2人分）
さば缶 …… 1缶
長いも …… 80g
青海苔 …… 小さじ1
A｜しょうゆ …… 小さじ1/2
　｜酢 …… 小さじ1

作り方
1 さばはざるに入れて缶汁を分け、粗くほぐす。缶汁にAを混ぜてたれを作る。
2 長いもは粗みじん切りにし、1のさばと器に盛る。
3 1のたれをかけ、青海苔をふる。

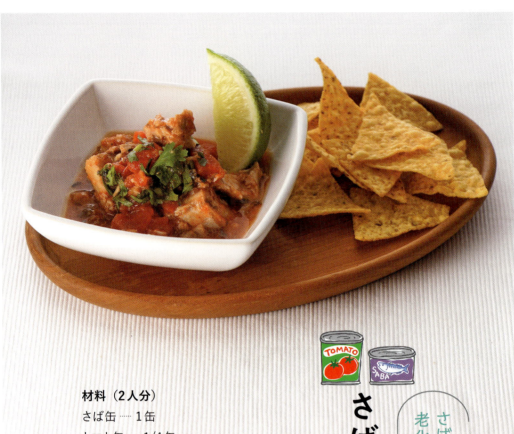

さばのメキシカン

さば缶とトマト缶は、どちらも老化予防に働く成分が豊富

材料（2人分）
- さば缶……1缶
- トマト缶……1/4缶
- パクチー（ざく切り）……適量
- A
  - おろしにんにく……小さじ1/2
  - タバスコ……少々
  - オリーブ油……大さじ1/2
  - 塩、こしょう……各少々

作り方
1. さばは缶汁を軽くきり、粗くほぐす。
2. トマト、パクチー、Aを混ぜて器に盛る。あればライム、トルティーヤチップスを添える。

Part 3 超スピードレシピ

アボカドのトマトチーズ焼き

> アボカドに豊富なビタミンEは血管の健康維持を助ける

材料（2人分）
- トマト缶 …… 1/2缶
- アボカド …… 1個
- オリーブ油 …… 大さじ1/2
- 塩 …… ふたつまみ
- こしょう …… 少々
- ピザチーズ …… 30g

作り方
1. アボカドは縦半分に切って種、皮を取り、角切りにする。
2. フライパンにオリーブ油を熱して1、トマトを入れ、強火でさっと炒める。
3. 塩、こしょうをふり、チーズをのせ、ふたをしてチーズが溶けるまで焼く。

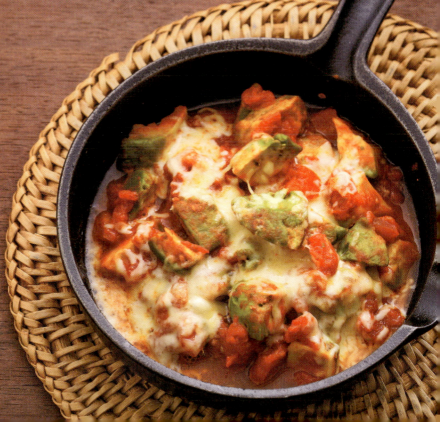

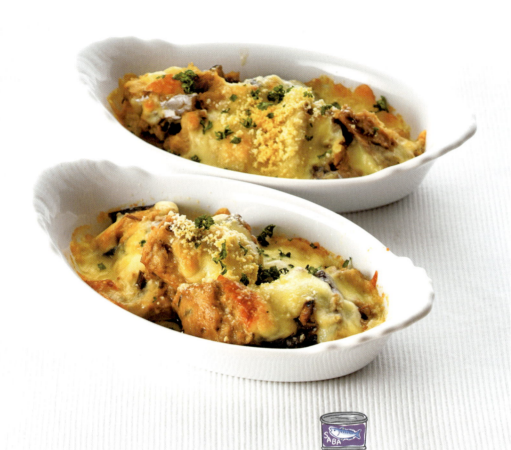

チーズ焼きさば

チーズの塩分とうまみで味が決まるので調味料は不要

材料（2人分）
- さば缶 …… 1缶
- A | 粉チーズ …… 大さじ3
  | ピザチーズ …… 40g
- パセリ（みじん切り）…… 少々

作り方
1. さばは缶汁を軽くきって耐熱皿に入れ、粗くほぐす。
2. Aをのせ、オーブントースターでこんがりするまで焼き、パセリをふる。

Part 3 超スピードレシピ

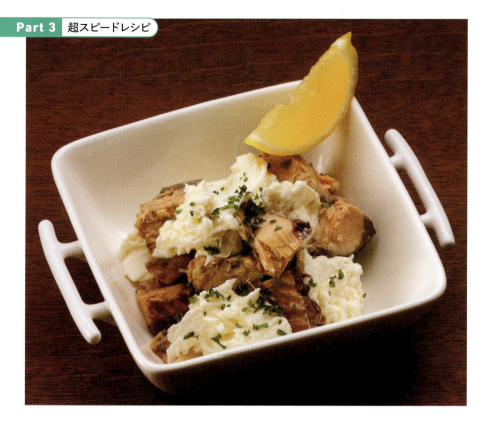

材料（2人分）
さば缶 ── 1缶
モッツァレラ ── 1個
塩 ── ひとつまみ
レモン ── 適量

作り方
1 モッツァレラを手でひと口大にちぎる。包丁で切るより味わい、食感ともによくなる。
2 さばは缶汁をざっときって1と器に盛る。
3 塩をふりかけ、レモンを添える。あればパセリのみじん切りをちらす。

さばとモッツァレラのサラダ

モッツァレラは低塩分のチーズ。減塩したいときにおすすめ

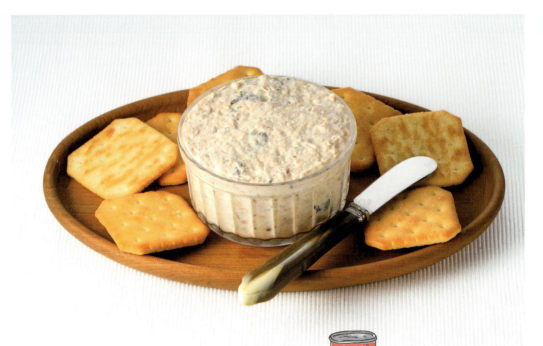

鮭のチーズパテ

クリームチーズは脂肪が多いので食べすぎに注意する

材料（作りやすい分量）
鮭缶 …… 1缶
クリームチーズ …… 100g
A｜塩 …… ふたつまみ
　｜こしょう …… 少々
　｜パセリ（みじん切り）…… 適量

作り方
1 チーズは室温においてやわらかくし、なめらかに練る。
2 鮭は缶汁をしっかりきり、細かくほぐしてAとともに1に混ぜ、器に詰めて冷蔵庫で冷やす。
3 お好みでクラッカー、バゲットなどを添える。

Part 3 超スピードレシピ

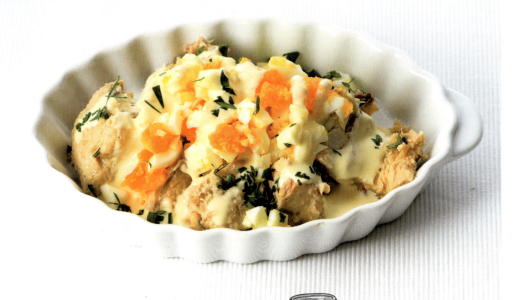

鮭と卵のからしマヨ

半熟ゆで卵は消化吸収がよく、胃腸にやさしい

材料（2人分）
鮭缶 …… 1缶
ゆで卵 …… 2個
イタリアンパセリ（みじん切り）…… 適量
A｜マヨネーズ …… 大さじ2強
　｜からし …… 小さじ1

作り方
1. 鮭はざるに入れて缶汁を分け、粗くほぐして器に盛る。缶汁大さじ1と**A**を混ぜ、ソースを作る。
2. ゆで卵はざく切りにして**1**の鮭にのせる。
3. **1**のソースをかけ、パセリをふる。

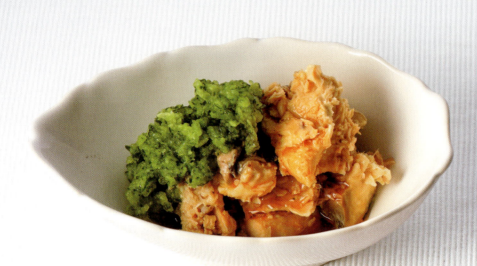

鮭のおろしきゅうりがけ

> きゅうりには利尿作用があり、むくみ改善に働く

材料（2人分）
鮭缶 …… 1缶
きゅうり …… 1本
ぽん酢しょうゆ …… 適量

作り方
1. きゅうりはすりおろしてざるに入れ、自然に水気をきる。
2. 鮭は缶汁を軽くきって粗くほぐし、1と器に盛る。
3. ぽん酢しょうゆをかけて食べる。

Part 3　超スピードレシピ

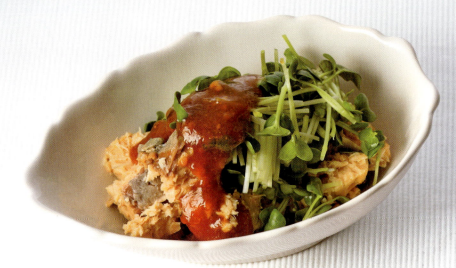

鮭の酢みそだれ

βカロテン、ビタミンCが豊富な貝割れ菜。メインの野菜として食べたい

材料（2人分）
鮭缶 …… 1缶
貝割れ菜 …… 1/2パック
A｜みそ …… 大さじ1
　｜はちみつ …… 大さじ1/2
　｜酢 …… 大さじ1/2
　｜オリーブ油 …… 大さじ1/2

作り方
1 鮭は缶汁を軽くきってほぐし、器に盛る。
2 貝割れ菜はざく切りにし、1に添える。
3 Aを混ぜてかける。

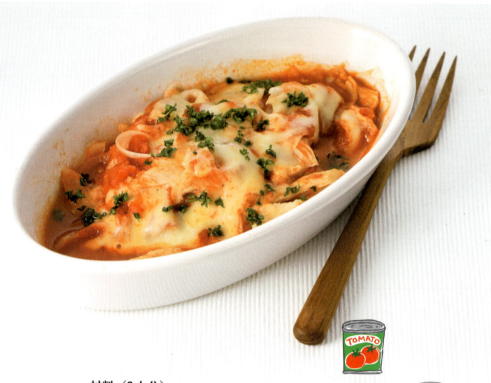

レンチントマトチキン

サラダチキンの味つけを活用すれば調味料を使わずに完成

材料（2人分）
トマト缶 …… 1/2缶
サラダチキン …… 1パック（115g）
玉ねぎ …… 1/4個
ピザチーズ …… 30g
パセリ（みじん切り）…… 適量

作り方
1. サラダチキンは粗くほぐし、玉ねぎは薄切りにする。
2. 耐熱皿に1、トマトを混ぜ、ラップをせずに電子レンジで2分加熱する。
3. 取り出してチーズをのせ、さらに1分加熱してパセリをちらす。

Part 4

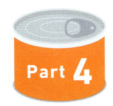

ごはん・パン・麺レシピ

缶詰だから一皿でバランスよし

糖質の摂りすぎはNGですが、その働きは体温の維持、体を動かすエネルギー、筋肉を作って維持するなど重要。栄養満点の缶詰と組み合わせてバランスよく食べましょう

大豆と昆布の混ぜごはん

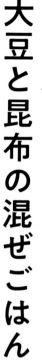

大豆はそのまま炊き込まず、香ばしく炒めて。ごはんとなじんで食べやすくなる

材料（2人分）
大豆缶 …… 1缶
ごま油 …… 小さじ1/2
塩昆布 …… 10g
玄米ごはん（白いごはんでも）…… 400g

作り方
1 フライパンに大豆、ごま油を入れてまんべんなくからめ、中火にかけて香ばしく炒める。
2 あたたかいごはんに 1、塩昆布を加えて混ぜ合わせる。お好みでおにぎりにする。

Point

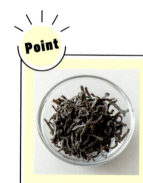

塩昆布のうまみ成分はグルタミン酸。大豆に豊富なアスパラギン酸とコンビになることで相乗効果を生み、全体のうまみが増す。

Part 4 ごはん・パン・麺レシピ

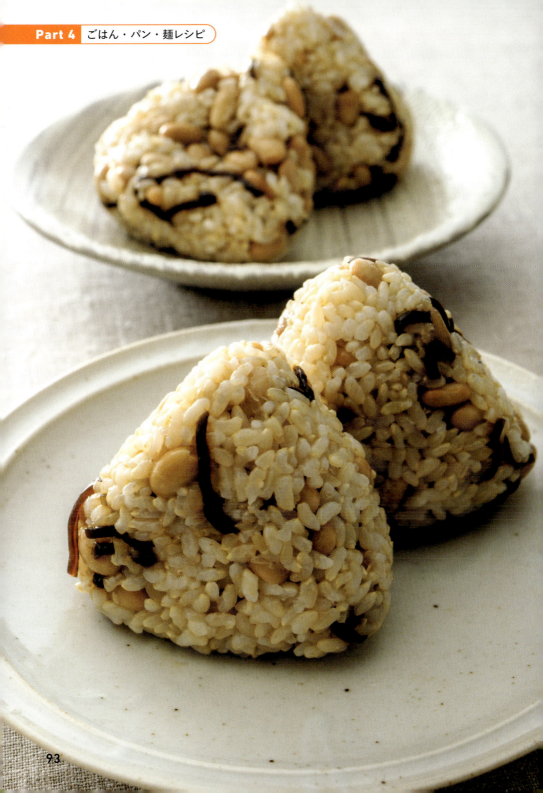

豆乳リゾット

> ブロッコリーはβカロテン、ビタミンE、ビタミンCが豊富で優秀な野菜

材料（2人分）
大豆缶 …… 1缶
ブロッコリー …… 100g
ベーコン …… 2枚
豆乳 …… 400㎖
A | ごはん …… 300g
　| 粉チーズ …… 大さじ2
B | 塩 …… 小さじ2/3
　| こしょう …… 少々
粗びき黒こしょう …… 適量

作り方

1. ブロッコリーは小房に分け、さらに1房を4等分くらいに切る。ベーコンは1㎝幅に切る。
2. フライパンに豆乳、**1**、大豆を入れて3分ほど中火で煮て、**A**を加え、かき混ぜながら全体がなじむまで煮る。
3. **B**で味を調えて器に盛り、こしょうをふる。

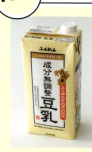

無調製豆乳は大豆だけで作られており、タンパク質が多く含まれている。調製豆乳はタンパク質がやや少なく、糖類などで味を調えたもの。どちらも加熱するとふきこぼれやすいので注意して。

Part 4 ごはん・パン・麺レシピ

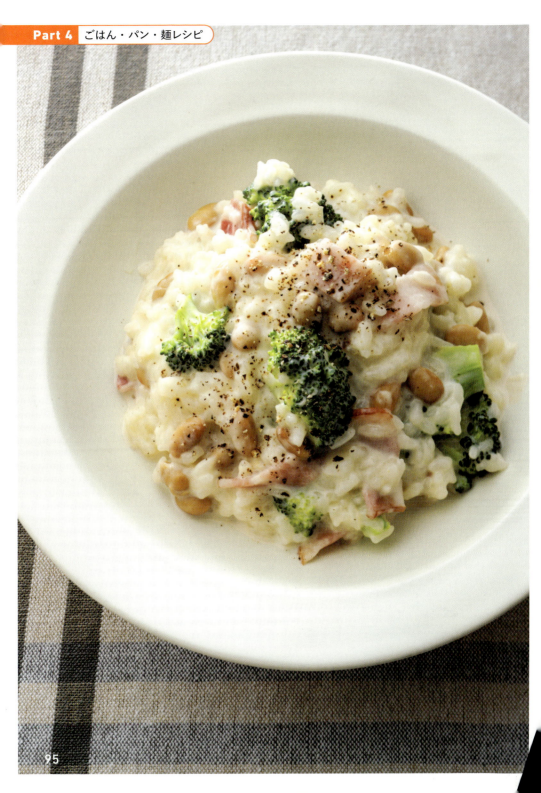

大豆と桜エビのチャーハン

> 焼き豚を大豆にかえればタンパク質はたっぷり、動物性脂肪はカット

材料（2人分）
- 大豆缶 …… 1缶
- 卵 …… 2個
- 玄米ごはん（白いごはんでも）…… 400g
- A｜桜エビ（乾燥）…… 10g
  ｜万能ねぎ（小口切り）…… 15g
- ごま油 …… 小さじ2
- B｜しょうゆ …… 小さじ1/2
  ｜塩、こしょう …… 少々

作り方
1. フライパンにごま油を熱して溶きほぐした卵を流し入れ、ざっとふた混ぜほどしたら大豆、あたたかいごはん、**A**を加えて強中火で炒め合わせる。
2. 全体がなじんだら、**B**で味を調える。

Point

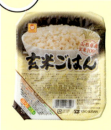

玄米ごはんは大豆と同じく食物繊維が豊富で、味わいの相性もよい。レトルトパックを使えば1人分でも手軽に作れる。

Part 4　ごはん・パン・麺レシピ

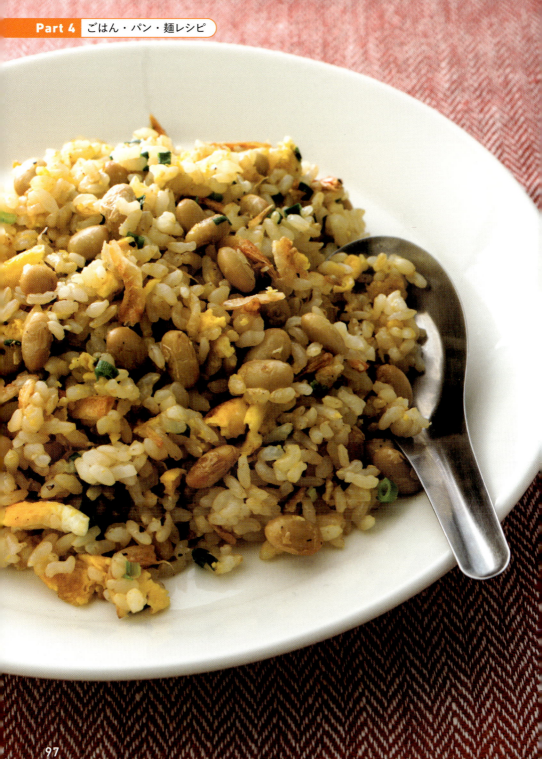

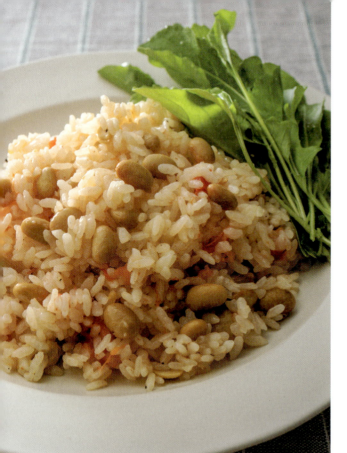

大豆とトマトの炊き込みピラフ

> 大豆、トマトはうまみ成分が豊富。相乗効果でおいしさ倍増

作り方

1. 米は研いでざるに上げ、水気をきる。
2. 炊飯器に1、A、大豆を入れて混ぜ、丸ごとのトマト（ヘタは取る）を入れ、水を2合の目盛まで注いで炊く。
3. 炊き上がったらオリーブ油を加えてトマトをくずしながらさっくりと混ぜ、10分ほど蒸らす。器に盛り、お好みでルッコラを添える。

材料（作りやすい分量）

大豆缶 …… 1缶
トマト …… 小さめ1個
米 …… 2合
A｜顆粒コンソメ、塩 …… 各小さじ1
　｜こしょう …… 少々
オリーブ油 …… 小さじ2

Part 4 ごはん・パン・麺レシピ

韓国風おからうどんチゲ

ちゃんと発酵したキムチを選ぶと腸活に役立つ一品に

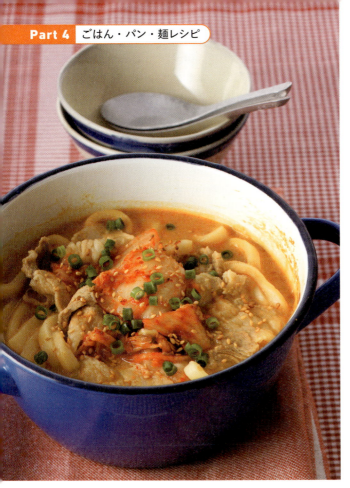

作り方

1. 大豆と水をフードプロセッサーかミキサーにかけてなめらかにつぶす。
2. 豚肉は1枚を3〜4つに切って鍋に入れ、ごま油を混ぜ、中火にかけて炒める。
3. 肉の色が変わってきたら**A**、**1**を加えてしばらく煮る。
4. うどん、キムチを加え、温まったら器に盛り、小ねぎ、いりごまをふる。

材料（2人分）

- 大豆缶 …… 1缶
- 水 …… 150mℓ
- うどん（ゆで） …… 2玉
- 豚ばら肉薄切り …… 100g
- 白菜キムチ …… 80g
- **A** 水 …… 200mℓ
  みそ …… 大さじ1
  コチュジャン …… 大さじ1
- ごま油 …… 大さじ1
- 小ねぎ（小口切り） …… 適量
- いり白ごま …… 大さじ1

大豆のヨーグルトカレー

乳酸菌は加熱で死滅しても、菌体が腸の健康や免疫に役立つ

材料（2人分）

大豆缶 …… 1缶
玉ねぎ …… 1/4個
合いびき肉 …… 100g
トマト …… 1個
A｜オリーブ油 …… 大さじ1/2
　｜にんにく、しょうが（みじん切り） …… 各1/2片分
　｜クミンシード、ガラムマサラ …… 各5ふり
　｜プレーンヨーグルト …… 200mℓ
　｜カレー粉 …… 小さじ2
　｜顆粒コンソメ …… 小さじ1/2
塩 …… 小さじ1/2
こしょう …… 少々
玄米ごはん …… 適量

作り方

1. 大豆は半量はそのまま、残りはつぶす。玉ねぎはみじん切り、トマトは1.5cm角くらいに切る。
2. フライパンにAを入れて弱中火にかけ、香りが出てきたら1の玉ねぎ、ひき肉を順に加えて炒め合わせる。
3. 2に1の大豆とトマトを加え、さっと炒め合わせてふたをし、5分ほど中火で煮る。塩、こしょうで味を調え、ごはんと盛り合わせる。

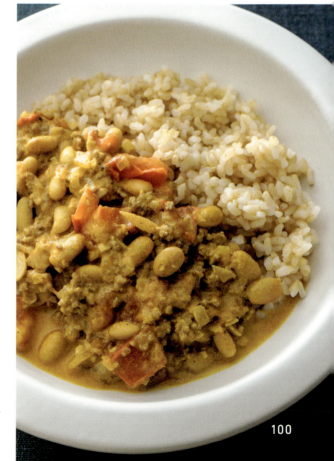

Part 4 ごはん・パン・麺レシピ

鮭とキャベツの炊き込みごはん

みそに含まれるメラノイジンは抗酸化力で血管の老化予防に役立つ

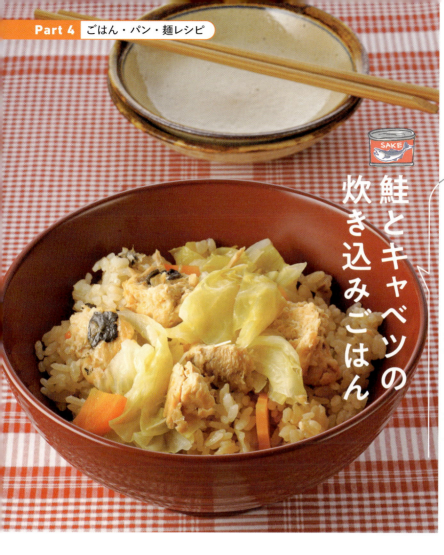

作り方
1. 鮭はざるに入れて缶汁を分け、粗くほぐす。
2. キャベツは4〜5cm角に切り、にんじんは薄めのいちょう切りにする。
3. 米は研いでざるに上げ、水気をきって炊飯器に入れる。
4. 1の缶汁に水を足して360mlにし、みそを混ぜて3に加え、鮭、2をのせて炊飯する。炊き上がったら全体を混ぜる。

材料（2〜3人分）
- 鮭缶 …… 1缶
- キャベツ …… 150g
- にんじん …… 40g
- 米 …… 2合
- みそ …… 大さじ1強

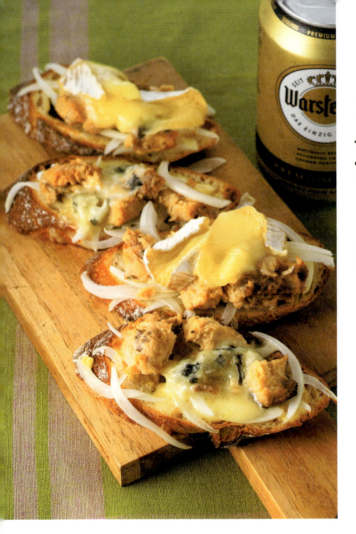

サーモンとチーズのタルティーヌ

淡泊な鮭に濃厚なチーズをプラス。
2つのチーズは塩分高めなので食べすぎに注意

作り方

1. 鮭はざるに入れて缶汁をよくきる。玉ねぎは薄切りにする。
2. バゲットは片面をさっと焼く。
3. 2の焼いていない面にマヨネーズを塗って1を等分にのせ、2枚にブルーチーズ、残りにカマンベールをのせ、オーブントースターでこんがりするまで焼く。

材料（2人分）

鮭缶 …… 1缶
玉ねぎ …… 1/6個
マヨネーズ …… 大さじ1
ブルーチーズ …… 30g
カマンベールチーズ（カットタイプ）…… 2個
バゲット（スライス）…… 4枚

Part 4 ごはん・パン・麺レシピ

さばの スパイシーカレー

> カレー粉のターメリックには胃や血管を守る働きがある

材料（2人分）
- さば缶 …… 1缶
- トマト缶 …… 1/2缶
- バター …… 15g
- **A** 玉ねぎ（みじん切り）…… 1/2個分
  - にんにく（みじん切り）…… 1片分
  - しょうが（みじん切り）…… 1片分
- カレー粉 …… 大さじ2
- **B** 水 …… 200㎖
  - 塩 …… 小さじ1
  - レッドペッパー …… 小さじ1弱
- 玄米ごはん …… 適量

作り方
1. フライパンにバターを溶かして**A**を弱中火で炒め、香りが出たらカレー粉を加えて炒め合わせる。
2. さば（缶汁ごと）、トマト、**B**を加え、煮立ったら弱火にし、10分ほど煮込む。
3. 味をみて塩（材料外）で調え、玄米ごはんにかける。

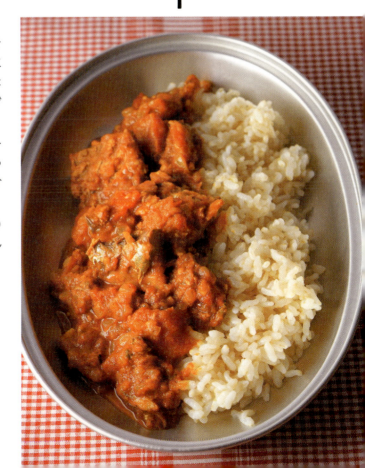

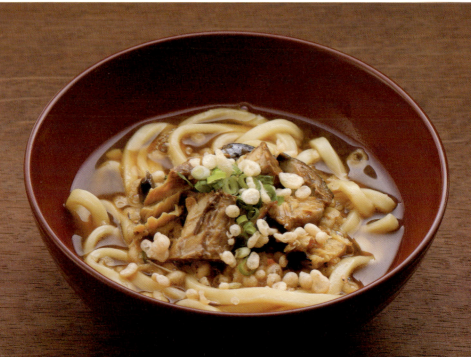

さばのたぬきうどん

> うどんは2人で1パック。糖質控えめだから夜食にも

材料（2人分）
- さば缶 ― 1缶
- うどん（ゆで） ― 1パック
- 揚げ玉 ― 適量
- A | 麺つゆ（3倍濃縮） ― 100mℓ
-   | 水 ― 300mℓ
- 小ねぎ（小口切り） ― 適量

作り方
1. さば、Aを煮立てる。さばは缶汁ごと入れる。
2. うどんを加え、しばらく煮る。
3. 2を器に盛り分け、揚げ玉、小ねぎをのせる。

Part 4 ごはん・パン・麺レシピ

さばの卵とじそば

卵黄に含まれるレシチンは悪玉コレステロールの沈着を防ぐ

材料（2人分）
- さば缶 — 1缶
- そば（ゆで）— 1パック
- 卵 — 2個
- A | 麺つゆ（3倍濃縮）— 100㎖
  　| 水 — 300㎖

作り方
1. さば、Aを煮立てる。さばは缶汁ごと入れる。
2. そばを加え、しばらく煮る。
3. 2を煮立てて溶き卵を回し入れ、好みの加減まで煮る。

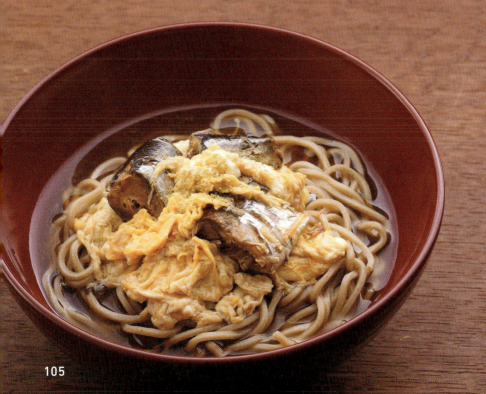

さばのペペロンチーノ

> 唐辛子とにんにくが体を温め、血行促進を助ける

作り方

1. 赤唐辛子は縦半分に切って種を取る。
2. スパゲッティは、たっぷりの湯に塩大さじ1（材料外）を加えてゆでる。
3. フライパンにオリーブ油、にんにく、**1**を入れて弱火にかけ、香りが出たらさばを缶汁ごと加え、粗くくずして軽く煮詰め、火を止める。
4. **2**をざるに上げて**3**に加え、レモン汁も加え、強火でかき混ぜながらなじませ、味をみて足りなければ塩で調える。器に盛ってざく切りのイタリアンパセリをちらす。

材料（2人分）

- さば缶 —— 1缶
- にんにく（薄切り）—— 2片分
- 赤唐辛子 —— 2〜3本
- スパゲッティ —— 150g
- 塩 —— 適量
- オリーブ油 —— 大さじ3
- レモン汁 —— 1/6個分
- イタリアンパセリ —— 適量

Part 4 ごはん・パン・麺レシピ

トマトとツナのリゾット

> マッシュルームはビタミンB2が豊富。糖質の代謝を助ける

材料（2人分）
- トマト缶 …… 1/2缶
- ツナ缶（油漬け）…… 1缶
- 玉ねぎ …… 1/4個
- マッシュルーム（ブラウン）…… 大8個
- 玄米ごはん …… 120g
- オリーブ油 …… 大さじ1
- **A**
  - 粉チーズ …… 大さじ5
  - 塩 …… ふたつまみ
  - 粗びき黒こしょう …… 少々

作り方
1. 玉ねぎは粗みじん切りに、マッシュルームは半分に切る。
2. フライパンにオリーブ油を熱して**1**を入れ、中火でさっと炒め、トマト、ツナ（缶汁ごと）を加えて煮立てる。
3. ごはんを加えて混ぜ、煮立ってきたら**A**を加えて火を止める。
4. 器に盛って粉チーズ（材料外）をふる。あればざく切りのイタリアンパセリをちらす。

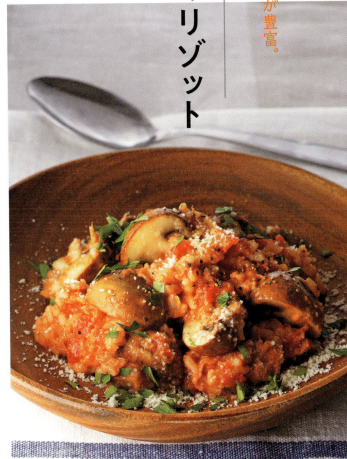

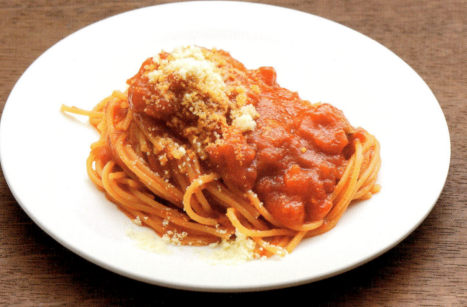

絶品トマトパスタ

トマトのリコピンは油で調理すると吸収効率アップ

材料（2人分）
トマト缶 — 1缶
スパゲッティ — 150g
A│オリーブ油 — 大さじ1
　│おろしにんにく — 小さじ1
　│顆粒コンソメ — 小さじ2
　│塩 — ふたつまみ
　│水 — 150mℓ
粉チーズ — 適量

作り方
1 フライパンにトマト、**A**を入れて煮立てる。
2 麺を半分に折って加え、混ぜてふたをし、弱中火で指定の時間煮る。ときどきかき混ぜる。
3 ふたを取って強火でからめ、チーズをふる。

Part 4　ごはん・パン・麺レシピ

サーモンカルボナーラ

パルメザンチーズのカルシウムは牛乳の10倍以上含まれ、吸収もよい

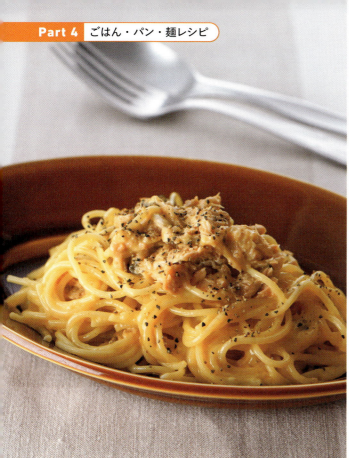

作り方

1. 鮭はざるに入れて缶汁を分け、粗くほぐす。缶汁大さじ2、**A**をよく混ぜてソースを作る。
2. スパゲッティはたっぷりの湯に塩大さじ1（材料外）を加えてゆで、ざるに上げる。
3. フライパンにバターを溶かし、**1**の鮭、**2**を入れて強火でさっと炒める。火を止めて**1**のソースを加え、よく混ぜる。
4. 器に盛ってこしょうをふる。

材料（2人分）

鮭缶 …… 1缶
スパゲッティ …… 150g
A ┌ 卵 …… 1個
　　├ 粉チーズ …… 大さじ5
　　└ 牛乳 …… 大さじ1
バター …… 20g
粗びき黒こしょう …… 少々

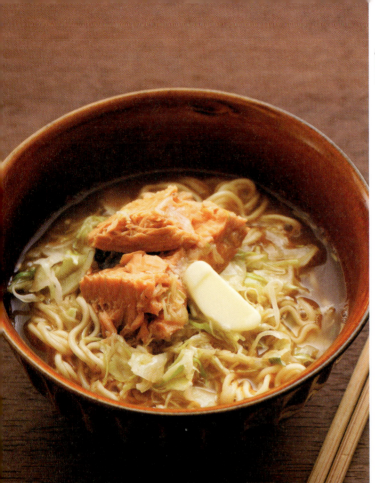

鮭のみそバターラーメン

> バターはビタミンAが豊富で目や粘膜の健康維持に役立つ

作り方

1. 鮭は缶汁と分け、缶汁は水と煮立てる。水はラーメンの袋に表示された量を入れる。
2. 麺を加え、指定の時間煮る。残り1分になったらキャベツを加える。
3. 2にラーメンの添付スープを混ぜて盛り分け、鮭の身とバターをのせる。

材料（2人分）

鮭缶 …… 1缶
カットキャベツ（市販）…… 1パック（130g）
インスタントラーメン（みそ味）…… 2袋
バター …… 20g

Part 4　ごはん・パン・麺レシピ

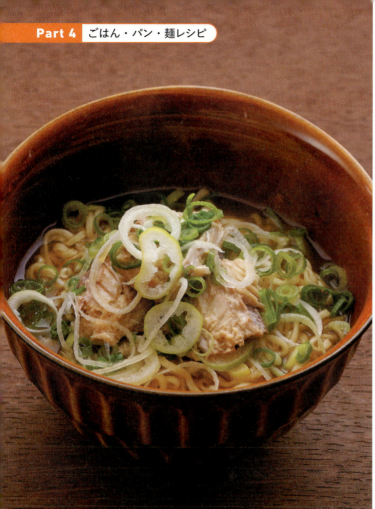

さばのねぎラーメン

> ねぎは体を温めて血行促進を助け、血液サラサラ効果もある

作り方

1. さばは缶汁と分け、缶汁は水と煮立てる。水はラーメンの袋に表示された量を入れる。
2. 麺を加え、指定の時間煮る。
3. 2にラーメンの添付スープを混ぜて盛り分け、さばの身と長ねぎ、小ねぎをのせる。

材料（2人分）

さば缶 …… 1缶
インスタントラーメン（しょうゆ味）…… 2袋
長ねぎ（小口切り）…… 適量
小ねぎ（小口切り）…… 適量

材料（2人分）

- さば缶 …… 1缶
- スパゲッティ …… 100g
- A｜麺つゆ（3倍濃縮）…… 大さじ3
  ｜オリーブ油 …… 大さじ1
  ｜おろししょうが …… 小さじ2
  ｜水 …… 800mℓ
- すり白ごま …… 適量

さばの和風スープパスタ

> しょうがは血行を促進して体を温め、胃腸の働きを助ける

作り方

1. さばの缶汁、Aをフライパンに入れて煮立てる。
2. スパゲッティを半分に折って加え、混ぜてふたをし、弱中火で指定の時間煮る。ときどきかき混ぜる。
3. 器に盛ってさばをのせ、すりごまをふる。あれば刻んだ三つ葉をちらす。

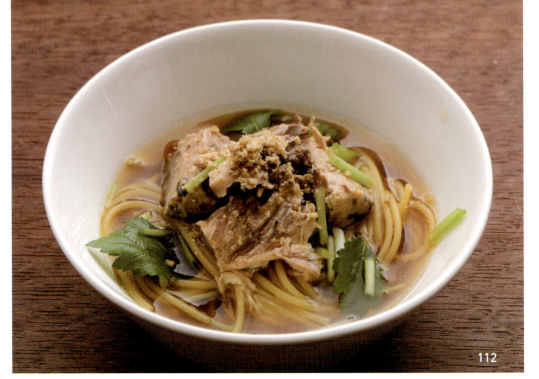

| Part 4 | ごはん・パン・麺レシピ |

さばのだし茶漬け

さば缶の缶汁はDHA、EPA、うまみが溶けているので有効活用する

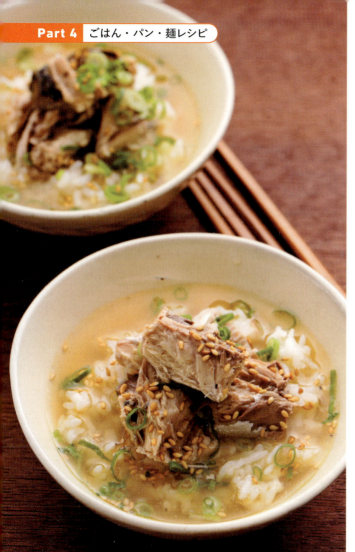

作り方
1. さばの缶汁、**A**を煮立てる。
2. ごはんにさばをのせる。
3. **2**に**1**をかける。小ねぎ、いりごまをちらす。

材料（2人分）
さば缶 …… 1缶
ごはん …… 軽く2膳分
A │ しょうゆ …… 小さじ1と1/2
　　│ 水 …… 300㎖
小ねぎ（小口切り）…… 適量
いり白ごま …… 適量

さばの しょうゆ焼きそば

さばと缶汁は加熱しすぎないように注意するとよい

材料（2人分）
- さば缶 …… 1缶
- 中華蒸し麺（焼きそば用）…… 2玉
- もやし …… 1/2パック（120g）
- チンゲン菜 …… 1株
- ごま油 …… 大さじ1と1/2
- しょうゆ …… 大さじ1/2
- こしょう …… 少々
- A しょうゆ …… 大さじ2
  酒 …… 大さじ1

作り方

1. さばはざるに入れて缶汁を分け、粗くほぐす。缶汁にはAを混ぜ、たれを作る。

2. チンゲン菜は葉と茎に切り分け、葉はざく切り、茎は縦半分に切ってから薄切りにする。

3. フライパンにごま油大さじ1を熱して麺を入れ、香ばしく焼きつけてほぐし、しょうゆ、こしょうをからめて取り出す。

4. フライパンに残りのごま油を熱し、2、もやしを強火でさっと炒め、1のさば、3を加えて炒め合わせる。1のたれを回しかけ、手早くからめる。

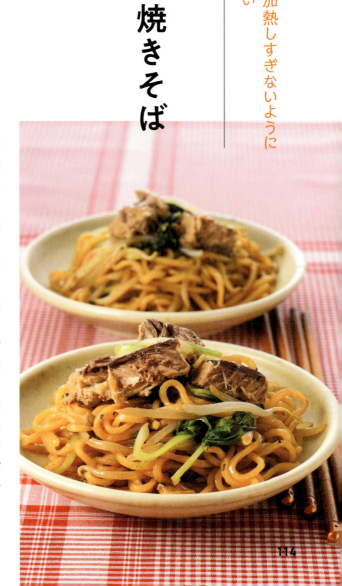

Part 4 ごはん・パン・麺レシピ

さばとおしんこの混ぜずし

> 酢は血糖値上昇を抑制し、内臓脂肪ダウンに役立つ

材料（2〜3人分）
- さば缶 …… 1缶
- ごはん …… 300g
- A
  - しば漬け …… 20g
  - たくあん …… 20g
  - らっきょう（甘酢漬け）…… 20g
  - 水菜漬け …… 30g
  - いり白ごま …… 大さじ1強
- B
  - 酢 …… 大さじ2
  - 塩 …… 小さじ1/2
  - 砂糖 …… 大さじ1

作り方
1. さばは缶汁を軽くきり、細かめにほぐす。
2. **A**の漬け物は粗みじん切りにする。**B**はよく混ぜる。
3. 熱々のごはんに**2**を加えて混ぜる。
4. **1**を加えてさっくり混ぜる。

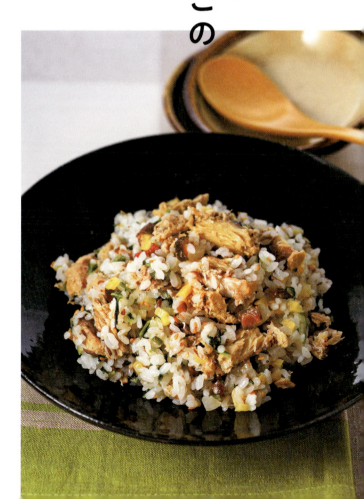

さば缶と玄米のサラダ

玄米のマグネシウムは骨の健康維持、血圧キープに働く

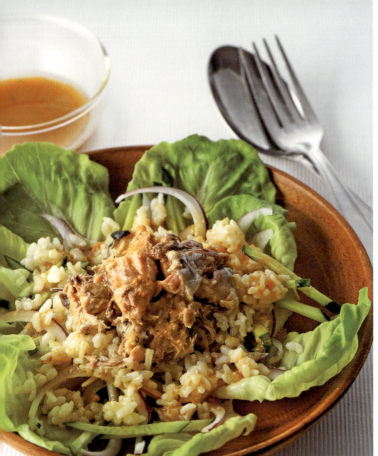

作り方

1. さばはざるに入れて缶汁を分け、粗くほぐす。缶汁は**A**を混ぜてドレッシングを作る。
2. 紫玉ねぎは薄切りに、きゅうりは細切りにし、サラダ菜と器に盛る。
3. 玄米ごはんは温め、マヨネーズを混ぜて冷ます。
4. 3、1のさばを2にのせ、ドレッシングをかける。

材料（2人分）

さば缶 …… 1缶
紫玉ねぎ …… 1/4個
きゅうり …… 1/2本
サラダ菜 …… 1/2株
玄米ごはん …… 120g
A みそ …… 大さじ1/2
　　酢 …… 大さじ1弱
　　オリーブ油 …… 大さじ1
マヨネーズ …… 大さじ1

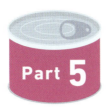

Part 5

スープレシピ

缶汁のうまみがいきる

食事を缶詰を利用した栄養満点のスープで始めてみませんか？
食べすぎ防止を助けるので、
ダイエットや血糖値コントロールにもおすすめ！

大豆ミネストローネ

多めに作っておくのがおすすめ。ヘルシーな朝食、夜食に役立てて

材料（2〜3人分）

大豆缶 …… 1缶
A | 玉ねぎ …… 1/4個
　　| セロリ、にんじん …… 各40g
ベーコン …… 2枚
オリーブ油 …… 小さじ2
B | トマト缶 …… 1/4缶
　　| 水 …… 400ml
　　| 顆粒コンソメ …… 小さじ1/2
C | 塩、しょうゆ …… 各小さじ1/2
　　| こしょう …… 少々
パセリ（みじん切り）、粉チーズ …… 各適量

作り方

1 **A**は1cm角、ベーコンは1cm幅に切る。

2 鍋にオリーブ油を熱し、**1**を炒める。しんなりしてきたら大豆、**B**を加えてふたをし、中火で5分ほど煮る。

3 **C**で味を調え、器に盛ってパセリ、粉チーズをふる。

Point

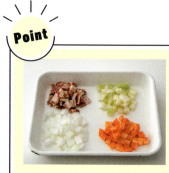

具の大きさは大豆と同じくらいにそろえて切ると仕上がりがきれいで、食べやすくなる。キャベツ、パプリカなどを使ってもOK。

Part 5 スープレシピ

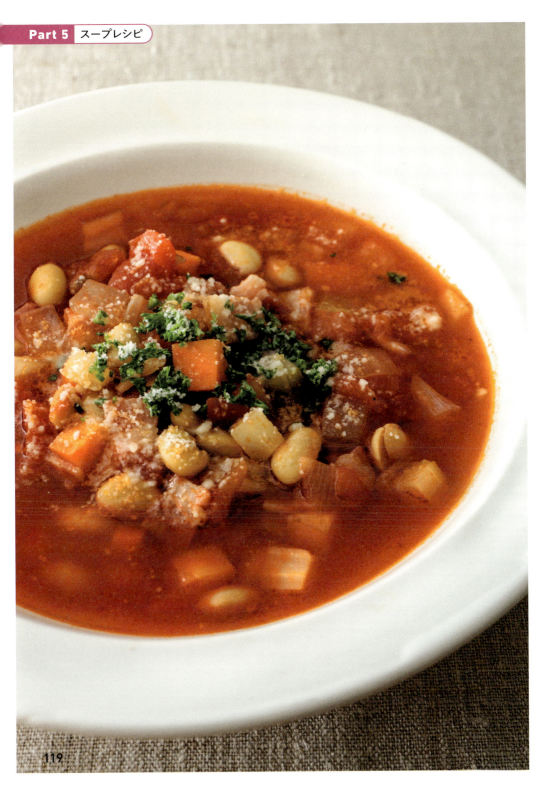

大豆と鮭缶の粕汁

> 酒粕は食物繊維が豊富なので便秘改善など腸活に役立つ

材料（2〜3人分）
大豆缶 …… 1缶
鮭缶 …… 1/2缶
しいたけ …… 2枚
酒粕（板粕）…… 50g
だし汁 …… 400mℓ
みそ …… 大さじ1と1/2

作り方
1. しいたけは薄切りにする。酒粕はひと口大にちぎる。
2. 鍋にだし汁を入れて温め、大豆、鮭（缶汁ごと）、**1**を加えて3分ほど中火で煮て、みそを溶く。

Point

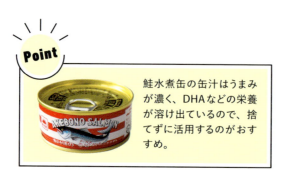

鮭水煮缶の缶汁はうまみが濃く、DHAなどの栄養が溶け出ているので、捨てずに活用するのがおすすめ。

Part 5 スープレシピ

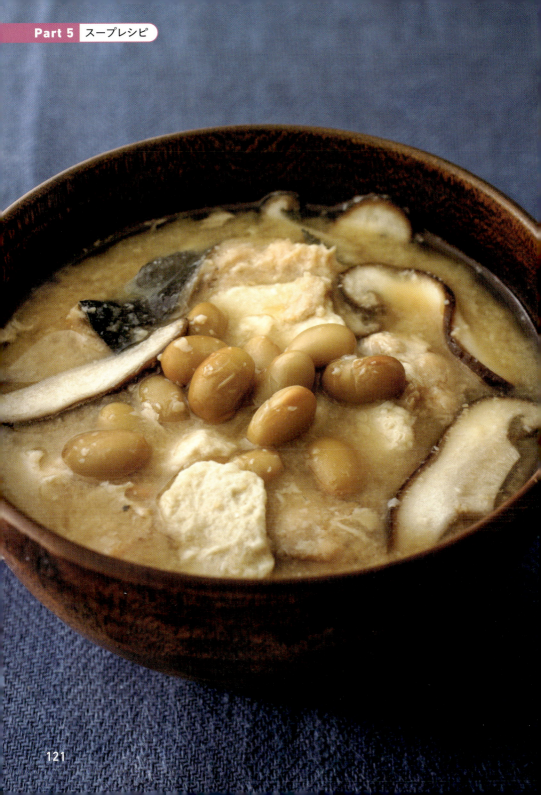

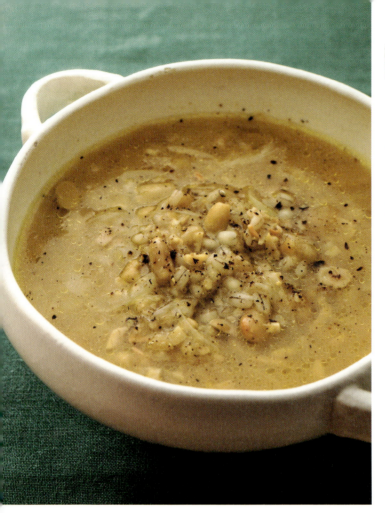

大豆と長ねぎのスープ

もち麦は血糖値上昇を抑えてコレステロールの正常化に役立つ

作り方

1. 大豆は粗くつぶす。長ねぎは縦半分に切ってから、斜め薄切りにする。もち麦は洗ってざるに上げる。
2. 鍋にオリーブ油、1の長ねぎを入れて中火でしんなりするまで炒める。
3. 2に1の大豆ともち麦、水、コンソメを加えてふたをし、中火で10分ほど煮る。Aで味を調え、器に盛る。お好みで粗びき黒こしょうをふる。

材料（2人分）

大豆缶 …… 1缶
長ねぎ …… 1/4本
もち麦 …… 大さじ3
オリーブ油 …… 小さじ2
水 …… 400mℓ
顆粒コンソメ …… 小さじ1/2
A｜塩、しょうゆ …… 各小さじ1/2
　｜こしょう …… 少々

Part 5 スープレシピ

呉汁

大豆、豆腐、油揚げ、みそが滋味深いおいしさを作る

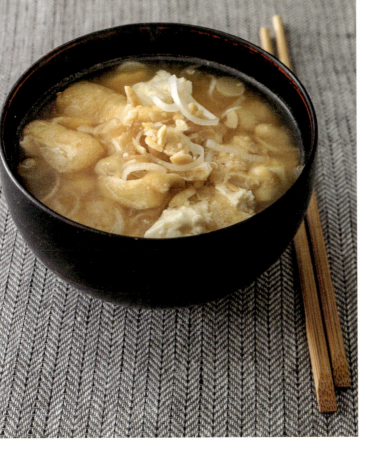

作り方
1. 大豆は粗くつぶす。
2. 豆腐は手でくずす。油揚げは1cm幅に切り、長ねぎは薄い輪切りにする。
3. 鍋にだし汁を入れて温め、**1**、**2**を加えて3分ほど中火で煮て、みそを溶く。

材料（2〜3人分）
大豆缶 …… 1缶
木綿豆腐 …… 100g
油揚げ …… 1/2枚
長ねぎ …… 20g
だし汁 …… 400㎖
みそ …… 大さじ1と1/2

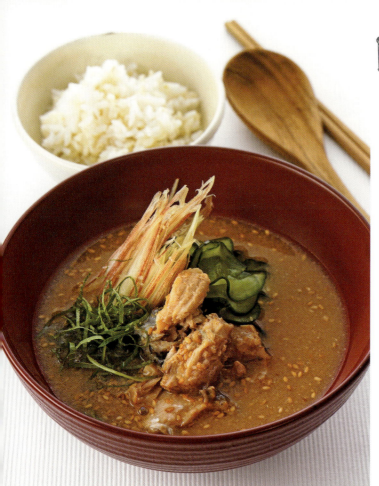

さば缶の冷や汁風

缶汁がうまみたっぷりだから
だしはいりません

作り方

1. きゅうりは薄い輪切りにし、塩少々（材料外）をふってしんなりさせ、絞る。青じそ、みょうがは細切りに、しょうがはみじん切りにする。
2. ボウルに**A**を混ぜ、さばを缶汁ごと加え、粗くほぐす。
3. 器に**1**、**2**を盛り、麦ごはんを添える。麦ごはんにかけながら食べる。

材料（2人分）

さば缶 …… 1缶
きゅうり …… 1本
青じそ …… 5枚
みょうが …… 1個
しょうが …… 1片
A | すり白ごま …… 大さじ2強
　　 | みそ …… 大さじ2
　　 | 冷水 …… 150mℓ
麦ごはん …… 2膳分

Part 5 スープレシピ

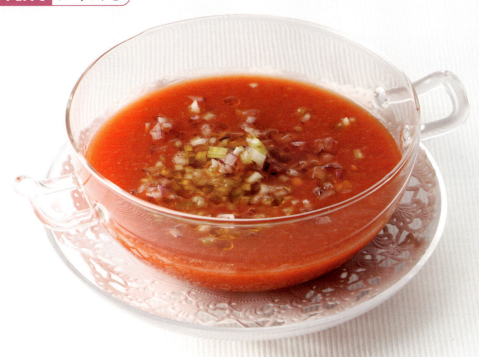

材料（2人分）
トマト缶 …… 1/2缶
紫玉ねぎ …… 1/8個
セロリ …… 1/8本
A｜おろしにんにく …… 少々
　｜顆粒コンソメ …… 小さじ1
　｜塩、こしょう …… 各少々
　｜水 …… 150ml
オリーブ油 …… 小さじ2

作り方
1. トマト、**A**をフードプロセッサーかミキサーにかけ、なめらかになったら冷蔵庫で冷やす。
2. 紫玉ねぎ、セロリは粗みじん切りにする。
3. 1を器に盛り、2をのせてオリーブ油をかける。

冷製トマトスープ

生でいただくオリーブ油はエクストラバージンがおすすめ

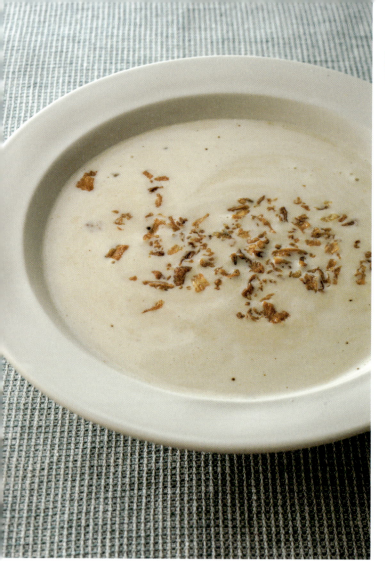

 # 大豆ポタージュ

> 牛乳のカルシウムは吸収率が野菜の2倍ほど高く、効率がよい

作り方

1. 大豆に牛乳を少しずつ加えながら、フードプロセッサーかミキサーにかけ、なめらかにすりつぶして混ぜる。
2. 1を鍋に入れて温め、みそを溶き、塩、こしょうで味を調える。
3. 器に盛り、フライドオニオンをちらす。

材料（2〜3人分）

大豆缶 …… 1缶
牛乳 …… 300㎖
みそ …… 小さじ1
塩 …… 小さじ1/2
こしょう …… 少々
フライドオニオン …… 適量

Part 5　スープレシピ

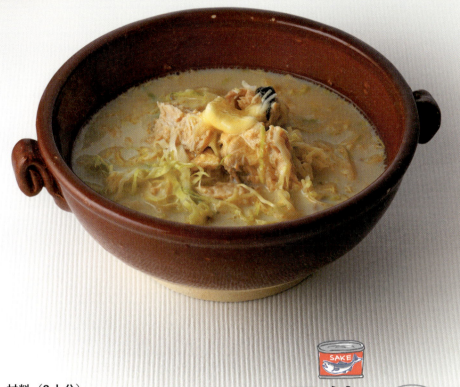

鮭缶とキャベツの豆乳スープ

> キャベツは胃液の分泌を抑え、胃粘膜を健康に保つ

材料（2人分）
- 鮭缶 …… 1缶
- せん切りキャベツ（市販）…… 1パック（150g）
- A ｜ 豆乳（無調製）…… 300mℓ
  ｜ 水 …… 100mℓ
  ｜ 麺つゆ（3倍濃縮）…… 大さじ1と1/2
- バター …… 15g

作り方
1. 鮭は缶汁ごと鍋に入れ、Aを加えて強火にかける。
2. 煮立つ直前にキャベツを加え、火を止める。
3. 器に盛ってバターをのせる。

監修
栗原 毅（くりはらたけし）

栗原クリニック東京・日本橋院長。医学博士。北里大学医学部卒業。中国中医研究院客員教授、東京女子医科大学教授、慶應義塾大学特任教授を歴任。日本血流血管学会理事。「血液サラサラ」提唱者の一人としても知られる。

著書は『「血液サラサラ」のすべてがわかる本』（小学館）、『1日1杯血液のおそうじスープ』（アスコム）、『血管が強くなる習慣』（フォレスト出版）、『眠れなくなるほど面白い 図解 肝臓の話』（日本文芸社）、『脂肪肝はちょっとしたコツでラクラク解消する』『中性脂肪を自力でみるみる下げるコツ』（以上小社刊）など多数。

料理
牛尾理恵（うしおりえ）
料理研究家、栄養士。
東京農業大学短期大学部を卒業後、病院での食事指導に携わる。料理研究家の助手や料理専門の制作会社勤務を経て独立。NHK「きょうの料理」をはじめ、テレビ、雑誌などで活躍。作りやすくて体にやさしいレシピに定評がある。

らくウマ♪キッチン
管理栄養士で農学修士のキムアヤンを中心とした料理グループ。健康的なお手軽レシピを得意とする。

撮影
白根正治
安田裕

ブックデザイン
GRiD（釜内由紀江、清水桂）

イラスト
BIKKE
Tyrol／イメージマート（p8 上）
フォトライブラリー（p8 下）

編集
キムアヤン

本書の内容に関するお問い合わせは、お手紙かメール（jitsuyou@kawade.co.jp）にて承ります。恐縮ですが、お電話でのお問い合わせはご遠慮くださいますようお願いいたします。

血液がグン！ときれいになる 大豆缶 魚缶 トマト缶レシピ

2025年3月20日　初版印刷
2025年3月30日　初版発行

監　修　　栗原毅
発行者　　小野寺優
発行所　　株式会社河出書房新社
　　　　　〒162-8544
　　　　　東京都新宿区東五軒町2-13
　　　　　電話　03-3404-1201（営業）
　　　　　　　　03-3404-8611（編集）
　　　　　https://www.kawade.co.jp/

印刷・製本　TOPPANクロレ株式会社

Printed in Japan
ISBN978-4-309-29477-3

落丁本・乱丁本はお取り替えいたします。
本書のコピー、スキャン、デジタル化等の無断複製は著作権法上での例外を除き禁じられています。本書を代行業者等の第三者に依頼してスキャンやデジタル化することは、いかなる場合も著作権法違反となります。

＊本書は2018年刊『10分でスグでき！ヘルシー！水煮缶レシピ』と2019年刊『ラクうま！健康！大豆缶レシピ』『魚缶、水煮缶で早ウマ！つまみ』（すべて小社刊）をあわせて、全体を再編集したものです。